貧乏治療院と繁盛治療院

開業から分院展開までの成功の道すじ

むさし整体療術学院学長
治療院新規開業＆分院展開コンサルタント
根岸 靖

合同フォレスト

はじめに

本書を手に取ってくださったあなたは、きっとすでに治療院経営に向けて一歩踏み出している方、もしくは志している方ではないでしょうか。

治療家の道を選ばれた理由は、みなさんそれぞれだと思います。

私が考える治療家とは、社会貢献ができて、やりがいがあり、収入が得られて、何歳からでもチャレンジできる素晴らしい職業だと思っています。

日本には、整骨院、接骨院、鍼灸院、整体院、リラクゼーション・マッサージ院、中国整体など、「治療院」といわれる医業類似行為を行うさまざまな施術所が存在します。

国家資格が必要なものから、そうでないものまでさまざまな治療家が活動していることはご存じのとおりです。

本書を手に取られたあなたは何歳ですか?

あと何年働きますか？

ご家族は何人ですか？

どんな資格をもっていますか？

開業の準備はできていますか？


みなさんそれぞれですね。

この本は、みなさんがもつ「開業にあたっての不安や疑問」にしっかりお答えします。

みなさんが治療家として、そして成功治療院経営者として活躍できるよう、読んでいるときの「へぇー、そうなんだぁ」の声を期待しながら書き進めたと思います。

この本がみなさんの治療家人生の座右の書の一冊になれば望外の喜びです。


さて、私が治療家という仕事に注目したのは24歳のときでした。もともと大手スポーツクラブに勤務するサラリーマンであったため、体の仕組みを勉強する機会も多く、「整体」というものに興味をもっていました。

そこで知ってしまったのです。「整体師」には、国家資格も公的資格も存在しないことを。

「ということは、誰でもいつでも無条件で整体師になれるってこと？　だったら私もやってみたい」

私の治療家人生は、こんなにも簡単な動機ではじまったのです。早速、都内のある整体スクールにボーナスをつぎ込み入学。週2回、1年間のスクーリングがはじまりました。

そのときは、会社を辞めて転職するつもりはなく、趣味と勉強を兼ねてはじめたわけですが、そこで出会った先生方や同級生から多くの影響を受けることになりました。

その整体スクールには、私のような20代のサラリーマンもいれば、主婦も、働き盛りの40代の方、70代のご高齢の方までいました。職業も千差万別。歯科医師からパチプロ、フリーターまでさまざまでした。転職を考えている人もいれば、定年後の仕事や生きがい探しという人もいて、目的もさまざまです。

ところが、そこに学ぶさまざまな生徒たちには共通点がありました。それは「誰かの役に立つ仕事がしたい」「困っている人を自分の力で助けたい」という思いがあることです。

人間が一番ほしい商品は「健康」です。これに勝るものはありません。

では、健康を最も国民に提供している職業は何でしょうか？　それは医師です。

しかし、医師の医療行為だけでは不十分なところが必ずあります。その隙間を埋めるのが治療家の仕事であると私は考えています。

国家資格が必要な職種からそうでない職種まで、それは健康のために必要だから存在しているのです。必要でない職種は淘汰《とうた》されます。

医師も治療家も「誰かのために役に立ちたい」という思いで仕事をしているのです。

そう、治療家を職業にするにあたって、最も大切なことは「思い」です。その思いが誰かに必要とされることにつながるのです。

年齢も、いままでのキャリアも関係ありません。必要なのは治療家としての正しい知識と適切な実技、そして経営ノウハウです。

本書には、その経営ノウハウをたっぷりと詰め込みました。収入を確保しないことにはあなたの思いも達成できません。各種の治療家を分かりやすく分類し、資格獲得の難易度、資格取得方法、収入の構造、独立開業、分院展開のノウハウまで解説しています。

また、私自身が見てきた貧乏治療院と繁盛治療院の違いを所々で明示しています。しっかりその違いを理解して、治療家・治療院経営者として実践していただければ、必ず「誰かのために役に立ちたい」という思いが叶《かな》い、大成できることでしょう。

あなたが、誰かを助ける治療家になってくださることを心から願っています。

2016年12月

根岸 靖

もくじ

第2章 治療家の種類と違いを選んで開業する

第3章 治療家の職種別稼ぎ方

第4章　開業・治療院の売り方を知る

第1章

誰でも治療家になれる時代がやってきた

1 治療家に必要なのは「覚悟」だけ

あなたはどのような「覚悟」で治療家の世界に入ってきましたか。

ビジネスとして成功するためでしょうか。

収入なんて関係なく、世のため人のため、社会貢献のためでしょうか。

それとも両方ですか。

どちらか片方でしたら、いますぐ治療院経営はあきらめましょう。両方の方は、双方のバランスをしっかりともちましょう。

なぜはじめにそのようなことを書くのかというと、それは現在、治療院業界がまさに群雄割拠で、多くの治療家と経営者がしのぎを削る非常に厳しい世界だからです。

この厳しい世界を生き抜くには、「人のため」と「ビジネスとして成功するため」の両方の覚悟が必要なのです。

その上で、治療家として成功するため、しっかりとした「理念」「技術」「心」の3つを心がけてください。この3つのことを、人生を通じて磨き上げていくのです。

「理念」とは、治療家として生きていくための土台です。

なぜ治療家になったのか。

治療家としてどのように仕事と向き合うのか。

何が正しくて、何が正しくないのか。

自分の治療家としての土台をしっかりともってください。治療家としての判断を迫られたとき、この理念に立ち返って考えるのです。

この行動が正しいかどうか、この判断が間違っていないかどうか、理念があやふやだと仕事自体があやふやになり、結果も伴いません。


次に「技術」です。

さまざまな治療方法や資格がありますが、その説明は後の章に譲るとして、この章では「覚悟」のお話をしましょう。

「資格を取って、手に職をつければ一生もの」なんて甘い考えは捨ててください。

私はこのように考えます。

「せっかく身に付けた技術も、磨かなければどんどん錆《さ》びる」

治療家という仕事を選ぶということは、一生勉強する「覚悟」をもつことなのです。

このように聞くと、身が引き締まると同時に、少し大丈夫かなと心配になるかもしれません。でも大丈夫です。この本を手に取る方はすでに治療家としての覚悟が決まりつつある方ですから、自分が楽しいと思う治療方法を一生勉強してください。楽しいことは続けられます。

治療方法はたくさんあります。飽きっぽい性格の方は、たくさんの治療方法を学ぶのもよいでしょう。

大切なのは、土台の「理念」にしっかり根付いた「一生勉強する」という覚悟なのです。


そして最後に「心」です。

みなさんに質問があります。

「あなたは誰のために治療家になったのですか？」

「あなたは誰のために勉強しているのですか？」

たいていの方が、次のように答えます。

「自分の将来のためです」

「生活のために頑張っております」

〔図－1〕 治療家として成功するための覚悟

	教育	訓練		
心（道）	リーダーシップ	技術力	説明力	技術（スキル）
	人間力	知識力		
	経営理念・治療理念・使命			

これは人間の営みとしては正しい回答だと思いますが、治療家としては足りません。もしあなたが本当に治療家として成功したいのであれば、明日からこのように考えましょう。

「私が寝る時間も惜しんで勉強しているのは、将来、自分に施術される患者のためである。だから絶対に妥協しません」

このように言い切れる「覚悟」をもってください。人は誰かのためなら頑張れますが、自分のためにやると必ず妥協します。

あなたがつくった「理念」の上にしっかりと「技術」と「心」を乗せてください。

そして治療家を選んだ以上は、この3つを、あなたの人生におけるミッションであると「覚悟」してください。

2 繁盛治療院にするにはコツがある

この項では、治療院経営のコツについてお話しします。

この治療院業界にはさまざまな治療技術や資格が存在しますが、すべての治療院に共通する「繁盛するコツ」が存在します。最初にこのコツを押さえておくことが、今後の治療院経営の成果に大きく影響します。

私たち治療家は医師ではありません。患者から見ると、医師でないことは明白ですが、自分の体を治してくれる「先生」であることはしっかり認識しています。つまり、あなたの治療院を訪れる患者は、自分の体や心に何らかの治療を期待しているのです。

「治療を期待している＝治ることを期待している」もしくは「何らかの答えを期待している」のです。

なぜ医師ではなくて、私たち治療家を選ぶのでしょうか。それは「すでに医師の診察を受けても治らなかったから」もしくは「医師に診せるまでもない症状だから」です。

私の経営する治療院には、前者の患者が多数来院します。なぜでしょうか。

そうなんです。ここにこそ「繁盛するコツ」が隠されているのです。

繁盛治療院は、いつでも患者に正直であります。自分の治療院でできること、分かることが明確です。痛みの原因や痛みに対する考え方、治療方針、治療効果、すべてに対して明確な答えがあります。

そして、できないことに対しては正直に「できません」と回答します。患者はその答えをほしがりますし、治療の結果をほしがります。

ここで、よくある治療院での先生と患者の会話を紹介しましょう。

まずは、残念ながら「貧乏治療院」のA先生の会話からです。

患者「先生、私の腰痛はいつ治りますかねぇ」

A先生「そうですね〜。○○さん、あなたの腰痛は4回くらい通ってくれたら治ると思いますよ」

患者「そうですか〜。4回ですね。頑張って通いますね」

A先生「はい。ご予約お待ちしておりますね」

さあみなさん、この会話からなぜA先生が貧乏先生だと分かるでしょうか？
A先生の会話は決して患者に対して失礼であったり、乱暴であったりするものではありません。ではどこがダメなのでしょう。

A先生の質問に対する回答は、あいまいな言い回しが多く、何も確定していません。4回くらいというあいまいな通院回数の指定や「治ると思いますよ」という自信のない言い方では、よほど暇な人しか4回も通院してきません。

では、繁盛治療院B先生の会話はどうでしょうか？

患者　「先生、私の腰痛はいつ治りますかねぇ」
B先生　「○○さんの腰痛は疲労によるものですから、今回は2日続けて通院してください。その後は二度と同じ痛みが出ないように、1週間に一度の治療で結構ですので3週間は来てくださいね」
患者　「分かりました」

Ｂ先生の回答は、明確な答えを患者に与えています。繁盛治療院の先生は共通してこれをやっています。つまり、答えを教えてくれた先生に患者はついてくるのです。

みなさんの治療はどうですか？

「たぶん・おそらく・だいたい・いちおう」

こんな言葉を使っていませんか？

3 治療家人生は素晴らしい

みなさんは治療家という職を考えたとき、何を目標として、どのような治療家人生を想像していますか。

この項では、治療家としての人生設計を考えてみましょう。

素晴らしい治療家人生とはどのような人生でしょうか。

人に感謝され、地域に感謝され、社会から尊敬され、たくさんの収入を手に入れ、ゆとりある生活が送れる……。

みなさんが想像する素晴らしい治療家人生とは、こんな感じでしょうか。

しかし、このような人生を送れるか否かは、みなさんの考え方次第です。

私は、一生懸命努力して技術を身に付け、頑張っている治療家の先生をたくさん知っています。しかし、同じように努力して技術を身に付けている先生でも、その先のほんの少しの考え方の違いで大きく人生が変わります。

一昔前までは、「素晴らしい治療技術があれば、お金は後からついてくる」と、このように言う先輩方がたくさんいました。

確かにその通りですが、これだけ治療院が増えた現在、この考え方のままでいいのでしょうか？　この考え方だけで素晴らしい人生を手に入れることができるのでしょうか？

答えは簡単です。この考え方は正しいけれども、不十分なのです。

もちろん、技術が素晴らしいに越したことはありませんが、必ずしもお金がついてくるわけではないのです。

なぜなら、その素晴らしい技術を広める方法がうまくいかなければ、なかなか収入にはつながらないのが現状だからです。

具体的な手法については後の章でお伝えしますが、この項では技術だけでは通用しないことを理解してください。そしてまた、その逆もしかりです。経営の技術だけでも患者はついてきません。

つまり、「治療技術」と「経営技術」の両方をバランスよく磨くことによって、みなさんが想像する素晴らしい人生に近づくことができるのです。


治療家という仕事は、「在庫なし」「商品は自分」「雇われない自由」という特徴があります。これは、ほかの職業と比べても何とも有利な条件ではないでしょうか。

これらの特徴を存分に発揮すれば、仕入れの心配をしなくていいし、商品の管理もしなくていいし、誰かに指図されなくてもいいのです。

しかも、尊敬され、感謝され、収入も十分に得られます。こんな素晴らしい治療家人生を送ることができます。


貧乏治療院のA先生は、朝から晩まで働いて、休みも月に3日とありません。家族と食卓を囲むことすらできません。でもA先生は言います。

「頑張ってよい治療をしていれば必ずいつか楽になる……はず……」

繁盛治療院のB先生は、週に4日しか仕事をしません。あとの3日は趣味や家族のために時間を使います。年に一度は家族で海外旅行に出かけます。

これこそが、「治療技術」と「経営技術」のバランスのとれた素晴らしい形ではないでしょうか？

では、なぜこれほどの違いが生じるのでしょうか。答えは簡単です。

B先生はもちろん技術力が素晴らしいのと同時に、素晴らしい経営技術をもっているからです。短い時間で多くの患者を治療し、高単価の商品を売っているのです。

この本を読み進めていく上で、このB先生の考え方をしっかり学んでください。そして言いましょう。「治療家人生は素晴らしい」と。

この本をお読みのみなさんは、必ず実現できます。

4 繁盛治療家は「先生」と呼ばれなくてはならない

治療家が「先生」と呼ばれなければ、「繁盛治療院」にはなれません。

この項では、治療家が「先生」と呼ばれなければいけない理由と、「先生」と呼ばれるためにやらなくてはいけないことを書きたいと思います。


みなさんは、「先生」という呼称にどのようなイメージをおもちでしょうか。

教員、医師、弁護士、税理士などのような立派な資格をおもちの方々、あるいは、ヨガ教室の先生、コンサルタントの先生、体操教室の先生など、これらも「先生」の呼称をつけられます。

前者は紛れもなく国家資格者の「先生」であり、後者は国家資格者ではない「先生」です。


さて、共通点はどこにあるのでしょうか？

世間では「先生」と呼ばれる職業の方は立派な人、頭のよい人のイメージがあります。

でも、このようには考えられないでしょうか。

「自分に対して有益な情報を与えてくれる人」

「自分より何かをできる人」

「その独自の商品を買うに値する人」

こういう方々を「先生」と呼ぶのではないでしょうか。

そして、もう1つの大切な要素は、周りの人が「先生」と呼んでいることです。

治療家として最も大切な入り口は、「先生」と呼ばれることにあると思います。

つまり、「この人は私にとって有益な情報や施術を施してくれる価値ある人」と思われなければ、治療家としての価値はないわけです。

「先生」と呼ばれる治療家と、「マッサージ屋のお兄さん」「アンマ屋さん」などと呼ばれる人とでは収入に雲泥の差が出てきます。


なんとなくイメージできましたか？

先生と呼ばれる人と呼ばれない人、もしくは呼ぶ価値のある人とそうでない人とでは、値段も評価も変わってくるのです。


この本をお読みのみなさんは、「繁盛治療院」を経営しなくてはいけませんので、少しでもご自分の価値が高まる「先生」と呼ばれる治療家を目指してください。

では早速、「先生」と呼ばれるためのいくつかの手法をお伝えします。

①衣装である白衣の力を存分に発揮しよう

仕事の際の衣装は非常に大切です。きれいで少し高価な白衣を着ているだけで、先生らしく見えます。見た目も非常に大切です。

私自身も、社長として治療院にいる場面と白衣で治療家として立つ場面とでは、患者の見る目が変わります。不思議なもので、白衣の私の話は聞いてくれますが、スーツ姿の社長の発する言葉には、患者はただの営業ととらえてしまうようです。

②普段着も見られている

あなたの普段の服装は、治療家としてふさわしいですか？

判断基準が分からなかったら想像しましょう。

もし自分が大手術を受けるとして、その執刀医がどういう服装で普段過ごしている人間か？　チャラチャラした格好の医師に任せたくないですよね。患者の気持ちになってみましょう。

③教えるというスタンスで常に接する

何かを教えてくれる人、それは先生なのです。みなさんは治療家になったら何の専門治療家になりますか？　専門分野のことはしっかり教えるという立場でお話ししてください。

④同じ現場で働く同僚や後輩、もしくは同業種の人間は必ず「○○先生」と呼ぶ

自分から「先生と呼んでね」とは言いにくいものです。ですが同じ職場であるならば、そういう決まりにすればよいだけのことです。

初対面の同業種の方でも「○○先生」とこちらから言えば、あなたのことも「先生」と呼んでくれるはずです。

私が運営する整体スクールでは、卒業生が月に1回練習に来ることができるシステムになっています。その際には必ず卒業生のことを「○○先生」と呼びます。生徒だった「○○君」が突然「○○先生」になるのです。

これは本人の意識がグッと変わりますし、他者からの目線も一気に変わります。

想像してみてください。もしあなたが明日治療家デビューしたら、いきなり「先生」と呼ばれるのです。

私の経営する接骨院には毎年、新入社員が入社します。専門学校の新卒ですと21歳、昨日までは学生です。それでも国家試験にパスし、治療現場に立てば「先生」なのです。新人の先生がはじめて患者に「○○先生」と呼ばれたときのうれしそうな顔と、そのプレッシャーを感じている様子を見るのは毎年、私の楽しみでもあります。

これらのことを考えますと、治療の現場に「先生」と呼ばれる人がおらず、院長だけが「先生」で、ほかの治療家は「先生」ではない現場は、あまりいい現場ではありません。ちなみに私の妻は、家庭の外で私のことを呼ぶときは「先生」と呼びます。最初は恥ずかしそうでしたが、いまでは普通のことです。

仕事でもプライベートでも「先生」と呼ばれるようにしましょう。

5 私はこうして治療家になった

現在わが国では、国家資格者から民間資格者まで多くの治療家が活躍しています。

この本では第1章から、治療院業界が大変厳しい業界であるということを紹介していますが、なぜ私がこの大変厳しい治療院業界に身を置いたのかをご説明しましょう。

現在どれくらいの数の治療家がいて、どれくらいの治療院があるのかご存じですか？

就業者数も施術所の数も、わずか数年のうちに大きく増加しています。

また、民間資格者についても、総務省統計局によると、カイロプラクティック院や整体院、その他のリラクゼーション系の施術施設は、２００９（平成21）年で７万６４３０カ所、従業者数は21万７９４２人です。

国家資格者の運営施術所と民間資格者の施術所を合計しますと１９０万カ所を超え、コンビニエンスストアよりもはるかに多くの治療院が存在するのです（ちなみにコンビニエンスストア店舗数は４万１０００店舗）。


では、なぜこれほど治療院というビジネスが広がったのでしょうか。

それは、低予算で誰でもはじめられて、簡単に開業が可能だからでしょうか、それとも社会が不景気で、癒やしをビジネスにすることが流行ったからでしょうか。

はっきりした理由は不明です。しかし、私にとってはどうでもよいことでした。

私がこの業界に興味をもつに至った理由は２つあります。

〔表－1〕 資格別就業者数（厚生労働省統計データ）

（単位：人）　　各年末現在

	平成16年(2004)	18年('06)	20年('08)	22年('10)	24年('12)	26年('14)	対平成24年	
							増減数	増減率(%)
あん摩マッサージ指圧師	98,148	101,039	101,913	104,663	109,309	113,215	3,906	3.6
はり師	76,643	81,361	86,208	92,421	100,881	108,537	7,656	7.6
きゅう師	75,100	79,932	84,629	90,664	99,118	106,642	7,524	7.6
柔道整復師	35,077	38,693	43,946	50,428	58,573	63,873	5,300	9.0

平成22年は東日本大震災の影響により宮城県が含まれていない。

〔表－2〕 資格別施術所数（厚生労働省統計データ）

（単位：人）　　各年末現在

	平成16年(2004)	18年('06)	20年('08)	22年('10)	24年('12)	26年('14)	対平成24年	
							増減数	増減率(%)
あん摩、マッサージ及び指圧を行う施術所	20,532	21,822	21,092	19,983	19,880	19,271	△ 609	△ 3.1
はり及びきゅうを行う施術所	14,993	17,794	19,451	21,065	23,145	25,445	2,300	9.9
あん摩、マッサージ及び指圧、はり並びにきゅうを行う施術所	33,601	34,517	35,808	36,251	37,185	37,682	497	1.3
その他の施術所	3,187	3,219	2,892	2,693	3,103	2,862	△ 241	△ 7.8
柔道整復の施術所	27,771	30,787	34,839	37,997	42,431	45,572	3,141	7.4

平成22年は東日本大震災の影響により宮城県が含まれていない。

1つは、冒頭に書きましたように、純粋に「誰かの役に立ちたい」と思ったからです。

もう1つは、これらの統計数字を見て気が付いたことがあったからです。そして、治療院という古く、小さな規模の業界が急激に大きくなったということは、そこにさまざまなビジネスチャンスが生まれると思ったからです。

案の定、治療院業界にはたくさんのビジネスチャンスがあったのです。

◆コラム①◆　繁盛治療家になる人は自分のために勉強しない

私は転職治療家の1人です。24歳のときに転職を決意して、柔道整復学校に入学しました。治療家として生きていく決断をしてから、かれこれ15年以上たちます。

当時の柔道整復学校は、高校卒ですぐ柔道整復の専門学校に入学する人よりも、何らかの社会人経験をした人が多かったです。私は私立文系大学を卒業し、スポーツ関連の会社に勤めるいたって普通の社会人でした。つまり、特に優秀でもありませんが、道を外れたこともなく、可もなく不可もない人生を歩んできたのです。

そんな私は日々の仕事のなかで、人間を一番幸せにする商品は何なのかをしきりに考えるようになりました。そのときにたどり着いた答えが、「健康」だったのです。「健康」以上に人がほしい商品はないと考えたのです。

そこで、すぐに医師免許への挑戦を考えました。しかし、お金も時間も能力もない私はすぐに挫折しました。そんなときに出合ったのが、治療家という仕事です。

最初に両親に相談したときは、母に泣かれてしまいました。私立大学を出て、一部上場企業に就職し、その立場を捨てて治療家の道を進むことがどれだけのリスクと覚悟が必要なのかを考えさせられました。私にとって大変な人生の決断だったのです。

ですから入学後、さまざまな年齢や立場の方が同級生となり、ここに来た全員が必死に人生の大勝負に来たものだと思っていました。

しかし、現実は少々違っていたのです。私の場合は、会社に大きな不満があったわけでもなく、新たな人生への挑戦をはじめるために入学したのですが、どうやらそうではない人も多くいました。

簡単に言えば、いまある現実から逃げてきた人たちです。そして生活のためだけに、国家資格にかじりつきたい人たちです。そういう人たちもしっかり学び、国家資格を取得して世に出て行きましたが、現在活躍している人をあまり知りません。

せっかく国家資格を取ったにもかかわらず、別の職業についている方も大勢います。さまざまな事情があるでしょうが、私はそういう人を見ると「苦しい現実から逃避したんだなぁ」と思ってしまいます。

私自身もサラリーマン生活をしながらの夜学の通学でしたので、会社の同僚や先輩や上司に、「おまえ逃げるのか?」とか「会社を逃げ出して幸せになったやつは見たことがない」「まぁ精々がんばりな」「若いときはあるんだよなぁ、そういう時期が」とか揶揄《やゆ》されたことを思い出します。

きっと私も、会社の人たちから見たら現実から逃げ出した負け犬のように見えていたのでしょう。ですから私は、会社の成績を絶対落とさず、学校の成績も落とさず、自分が「負け犬」と思われたくないために必死で頑張りました。

ですが、やはり国家試験を迎える3年生のときには精神のバランスを崩しそうになったこともあります。

そんなときに学校の先生に教えていただいた言葉が、私を救ってくれました。

「将来あなたの患者になる人のために勉強しなさい。自分のためにしか勉強できない人はよい治療家にはなれません」

この言葉を聞いたとき、私の心は震え、治療家になる「覚悟」とはそういうことかと理解しました。そして「自分のためにやるから苦しいのだ、人のためにだったらできる」という発想に変わったのです。

それまでの私は、将来自分が生活するため、安定した収入を得るため、逃げたと思われたくないという保身のために仕事と勉強に励んでいました。

そんな私に、この言葉は大きなモチベーションと勇気を与えてくれました。

「自分の生活や保身、見えのために勉強していては一流の治療家にはなれない」と心から思いました。また、残されたサラリーマンとしての職責についても同じように考えたのです。「私の退職後に来る人のためにいま何ができるか」という思いで退職まで仕事をしました。

すると、学校の成績も会社の営業成績もみるみる上がっていったのです。人間は考え方1つでこんなにも変わることができるのかという体験をしました。

まさにこれは「利他の精神」なのです。治療家という仕事は常に「利他の精神」

でいなければならないのです。

もちろん「利他の精神で働くので収入はいりません」というわけではありません。しっかり利益を出し、社員や地域に還元していくこともまた「利他の精神」なのです。


「利他の精神」は私の中で「感謝」という言葉に変わっていきました。ですからいまでは、当時の会社のみなさんが言ってくれたのは、私のことを本当に心配してくださってのことだったのだろうと思い、とても感謝しています。

「利他の精神とは相手への感謝の気持ちなのだ」と私は理解しています。

みなさんも、この気持ちを忘れずに素晴らしい治療家人生を歩んでいただきたいです。


「誰でも治療家になれる時代がやってきた」

「しかし誰でも成功できるほど甘くない」

これが現実です。

「繁盛治療家になる人は自分のために勉強しない」
この意味をご理解いただけたでしょうか？

第1章まとめ

「思い」があればチャンスをつかめる

誰でも治療家になれる未成熟な業界だからこそ、この本を手にしたあなたには大きなチャンスがあります。

第1章では、主に治療家になって開業するための準備となる「マインド」について書きました。みなさんはいかがでしょうか？「覚悟」はできましたか？「コツ」はお分かりいただけましたか？

最後まで読み終えたあなたは、きっと大きなチャンスをつかむことになるでしょう。

「治療家あるある――おもしろ話」

ちょっとおかしな入学希望者

私が整体学校に通っている20代のころの話です。50代くらいの男性の方が学校で入学説明を受けていらっしゃいました。そのときの学校に対する質問が面白すぎて、裏で爆笑していたのを思い出します。

男性「治療家になるには見た目が大切だと思うのですが、髭《ひげ》を伸ばしたほうが貫禄がついてそれらしく見えますよね？」

職員「そ、そうですね。見た目も大切ですが、まずはしっかり技術を身に付けましょうね」

男性「はい。僕は痩せていて貧相なので、もう少し太ったほうが治療家らしく見えますよね。作務衣《さむえ》とか着て、下駄をはいて仙人みたいな感じでやりたいんですけど」

職員「は、はぁ。……まぁ。ではご入学ですが……」

男性「やっぱり僕、見た目が治療家らしくないので入学をやめます」

職員　「えっ？……」

彼の治療家のイメージって、どんな感じだったのでしょうね？　その後、彼をこの業界で見かけたことはありませんが……。

第2章

治療家の種類と違いを選んで開業する

1　治療家＝国家資格者は思い込み

この章では、あなたが治療家として開業するにあたり、どのような治療方法で、またどのような資格で開業されるのか、ということを決めていただくためのアドバイスをします。もしかしたらすでにお決まりの方も、ほかの資格の特徴や今後の自身のスキルアップのための情報としてお読みいただければと思います。

世間では治療家というと、何らかの公的な機関から免許を託された資格者であると思っているかもしれません。しかしながら、現在の日本で「治療家」という仕事に従事している人のなかで資格者、つまり国が免許を発行する資格をもつのは限られた専門職のみです。

以下に、代表的な国家資格とその内容をまとめました。

●あん摩、マッサージ、指圧師

各手技（なでる・押す・揉む・叩くなどのあらゆる行為）を用いて人体の変調を改善する専門家

●**鍼灸師**

鍼《はり》や灸《きゅう》を使って、患部やツボを施術し、体の内側から自然治癒力を高める東洋医学の専門家

●**柔道整復師**

ケガやスポーツなどによる外傷に対して、手術や薬を使わずに回復させ、快適な生活を送れるように導く専門家

つまり、この資格者以外の治療家と呼ばれる人たちは、どのような教育を受けて、どのような基準で商品を提供しているのかは不明なのです。

しかしながら、これをもって「国家資格のない民間資格者の治療家は信用できない」ということではありません。

この世には、現代医学では説明のつかない治療や一定の要件によっては、改善を保証できない治療も多く存在するのも確かなのです。

大切なことは「患者が満足する効果が得られるかどうか」ということなのです。

国家資格とそのほかの民間資格を組み合わせて、多くの患者に支持される治療家も大勢

いますし、民間資格だけで大繁盛の治療家の先生も大勢いるというのも事実です。もっと言うと、国家資格を保持しているが、あえてその資格は使わず民間資格領域で治療を行っている治療家もいるくらいです。

繰り返しになりますが、大切なのは国家資格をもっているかどうかではなく、患者を満足させるかどうかなのです。

「治療家＝国家資格者」という思い込みは、世間が思っていることです。もちろん国家資格をもっているほうが有利であることは確かですが、どうかこの本をお読みのみなさんには、「国家資格者だからよい治療家、民間資格者だからよい治療家ではない」といった偏見でとらえるのではなく、患者の満足を第一に考える治療家であっていただきたいと思います。

治療院の看板から、一目でその治療院はどのような資格者がやっているのか見分ける方法をご存じですか？

「○○整骨院」「○○接骨院」……………柔道整復師

〔写真－1〕　資格が分かる看板

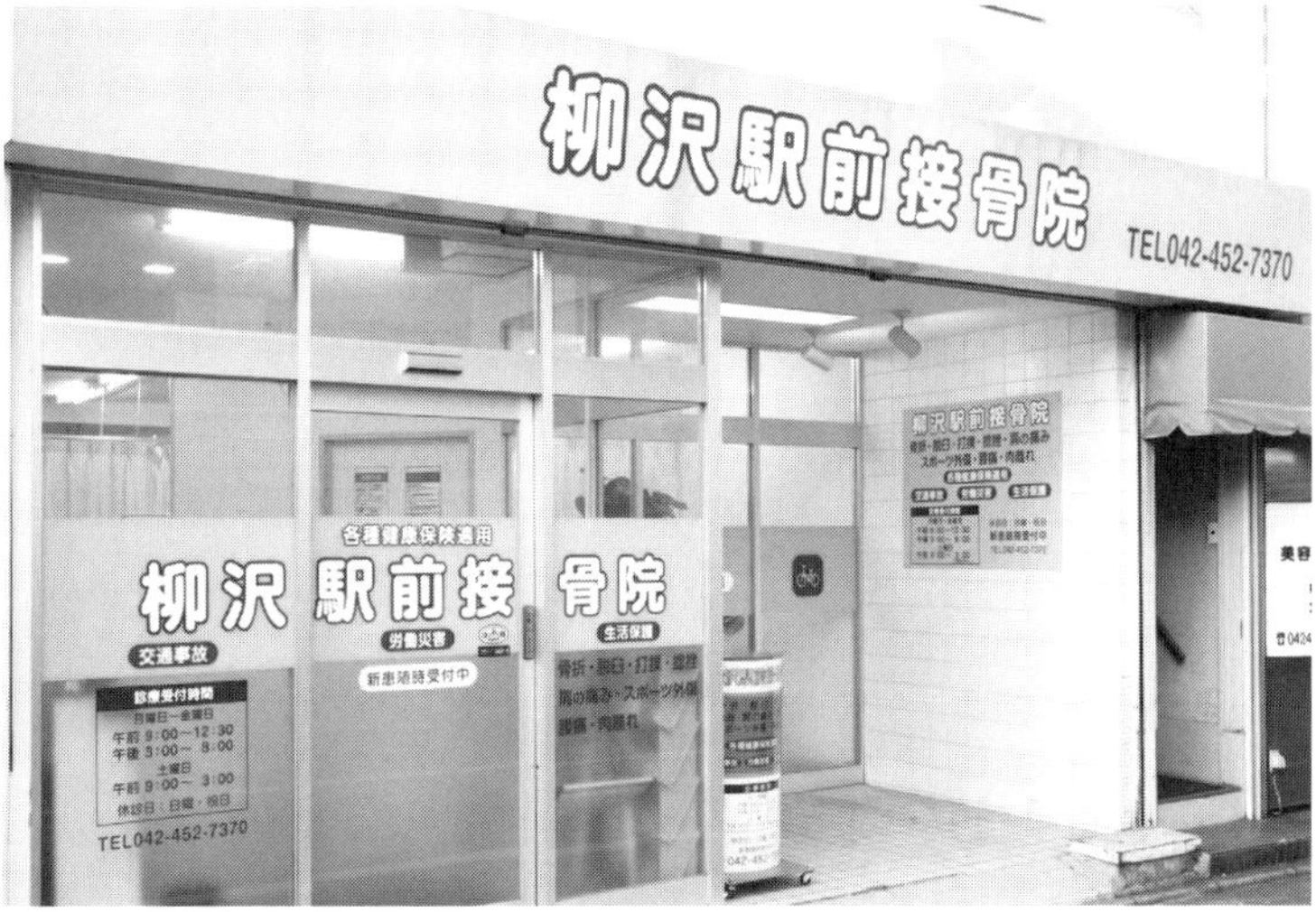

「○○鍼灸院」……………………鍼灸師
「○○指圧院」「○○マッサージ院」
……あんま指圧マッサージ師

ここまでは分かりますよね。ダブルもしくはトリプルで資格をもっている先生は、「○○鍼灸整骨マッサージ治療院」と書くわけです。

ほかに、
「○○整体院」……………民間資格者
「○○カイロプラクティック」
……………民間資格者
「リラクゼーション」「もみほぐし」
………民間資格者
など多数

もちろん、国家資格と民間資格をあわせて経営することも可能です。みなさんはどのような種類の治療院を選びますか？

2 「治すと癒やす」「客と患者」の違い

少しだけ復習しましょう。

第1章で解説したように、この本をお読みの方は治療院を経営して繁盛治療院をつくらなければなりません。そのための、いくつかのコツを書きました。また「先生」と呼ばれなくてはいけないことも書きました。

この項では、「治すと癒やす」「客と患者」の違いをはっきりと理解し、行動できるようにしましょう。

私の考える治療院とは、「患っている人を治す場所」です。それとは別に、リラクゼーション施設というのがありますが、こちらは「癒やしを求める顧客にサービスを提供する場所」です。この違いを理解しなければなりません。

つまり、治療院経営をしようとしてリラクゼーションを売っても成功しないということです。逆もまた同じことが言えるでしょう。

では、どのように理解したらよいのでしょう。

貧乏治療院A先生と繁盛治療院B先生の違いを見てみましょう。同じ肩こりの患者が来たと仮定して読んでください。

●貧乏治療院A先生の考え方

せっかく来てくれたのだからリラックスしてほしい。

「気持ちよかった」と言ってもらいたい。

できる限りたくさん施術をしてあげたい。

●繁盛治療院B先生の考え方

せっかく来てくれたのだから、絶対に結果を出したい。

「治った」と言ってもらいたい。

最短の時間で結果を出したい。

2人の違いは明らかです。患者に提供するゴールが違うのです。
患者は何かの要望をもって来院します。
A先生は、自らの院をリラクゼーション施設の考え方で患者と接しています。つまり、「癒やしを求める顧客にサービスを提供する場所」です。
B先生は完全に治療家としての考え方で患者に接しています。この考え方こそが「患っている人を治す場所」なのです。

結果、患者はどのような反応で帰るでしょうか?

貧乏治療院A先生は治療時間1時間を使い、5000円をいただきました。
A先生「はい！ 治療は以上です」
患者「あー、気持ちよかった。ありがとうございました」
A先生「それはよかったです。次回はいつ来院できますか?」
患者「はい、疲れたらまた来ますね」

繁盛治療院B先生は治療時間15分を使い、5000円をいただきました。

B先生「はい！　治療は以上です」

患者「あっ！　肩が軽い。こんな短い時間で治るんですか？」

B先生「それはよかったです。次回は3日以内に必ず来てください」

患者「分かりました。明後日に予約をお願いします」

勘のよい方ならもうお分かりかもしれません。これが、貧乏治療院と繁盛治療院の違いなのです。

ここには、「治すと癒やす」「客と患者」の違いがあります。リラクゼーションの考え方でやっている以上、治療院としては成功しません。

これを理解しないと一生、貧乏治療家で終わるのです。

3　治療のジャンルは「人生の棚卸し」で決まる

治療家と呼ばれる国家資格は数が限られていますが、民間資格については無数にあります。あなたはどのような治療方法を選びますか？

この項では、無数にある治療方法をどのように選んだらよいのか、その考え方を教えたいと思います。もうすでに何らかの技術をおもちの方も読み飛ばさずに読んでください。ここには、ベテラン治療家がよく陥る考え方も含まれているからです。

まず、「あなたに売る資格がある治療方法なのかどうか」を考えましょう。

たとえば、あなたがもし肥満体形なら、ダイエット治療は売れません。というより、売る資格がないのです。あなたがもし男性だとしたら、女性のバストアップ治療は患者に受け入れられません。

これは極端な例ですが、他者から見てどうかということです。あなたのプロフィールと治療方法がマッチしていることが大切です。

はじめに「ご自身の治療院のメインテーマ」を決めましょう。そのために「何の技術を用いて行うのか」を考えます。そして、その「商品は自分に売る資格があるのかどうか」を分析していく必要があります。

国家資格をおもちの方も、何をテーマに治療をするのかを明確にする必要があります。

たとえば、「鍼灸を用いて不妊治療をする」「柔道整復の技術をもってトレーナー活動をする」など、法律的に業務が決まっている資格をおもちの方でも、さまざまな治療のテーマが必要です。

貧乏治療院A先生は、身長170センチ、体重100キロで明らかに肥満体形です。この先生の治療院では、しきりにダイエットのための治療を売っていますが、ダイエットの商品がメインで選ばれる治療院にはなりません。

では、この先生の武器はどこにあるのでしょうか？　この先生のプロフィールを見てみると、なんとなんと、元柔道の日本代表選手ではありませんか。

だとしたら答えは簡単です。メインターゲットはアスリートになりますよね。


繁盛治療院B先生は特別な人生ではなく、普通に就職をして、30歳で治療院業界に転職しました。特に、スポーツをやっていたわけでもありません。見た目もごく普通です。では選ぶべき治療方法やターゲットはどうなるでしょうか？

こんなときは、自分の「人生の棚卸し」をするのです。なぜ治療家になったのか、きっかけは何か、人生で一番うれしかったことやつらかったことは何か。

人生の棚卸しの結果、B先生は「腰痛のために小説家の道をあきらめた」という過去があったことに思い当たりました。

そして腰痛の専門治療家になったのです。

このように、人間には一人ひとり違う人生があります。少し大げさかもしれませんが、治療も一緒です。自分の人生や人柄に共鳴していただける治療が施せる先生は必ず売れます。

ですから、無数にある治療方法を選ぶ際には、もしくは自身の治療院の新商品を考える際には、必ず「人生の棚卸し」をして、しっかりと勉強と治療の訓練をしてください。

治療法にも流行がありますが、そんな一時的なものに安易に飛びつかないでください。

「治療のジャンルは無数にある。しかし、あなたの治療はあなたにしかできない」

患者にとって絶対無二の治療ができるように、人生を振り返り、あなたにピッタリなタイプの治療方法で開業しましょう。

4 あまりにもマニアックな治療法は避ける

どのような治療法がいいとか悪いとか、この本ではそのようなことを分析するつもりは一切ありません。ただ、みなさんには繁盛治療家になっていただきたいので、あえて書くとするなら、聞いたこともないマニアックな治療法はお勧めしません。

世の中にはさまざまな治療法が存在しますが、なかには怪しいものも多く存在します。

では、どのような治療法が怪しくて、どのような方法が怪しくないのかの見分け方です。

治療院経営がうまくいかなかったり、自分の技術に自信がなくなったりしたときは、怪しい治療法に引っかかりやすくなりますので、次の点に気を付けて判断してください。

①「患者に触らなくても治る」とうたっている

「遠隔治療ができます」「この言葉を繰り返し電話で唱えるだけで腰痛がなくなる」などとうたっているものは怪しいです。

②「ガンが消えた、糖尿病が治った」などの効果をうたい、具体的な方法がよく分からない治療セミナー

こちらは、法律に触れますので要注意です。真偽については書きませんが、治療家としての冷静なご判断を！

③教祖的な人物が存在する、また宗教色の強いもの

特殊な衣装を着ていたり、神仏やお供えなどがあったり、宗教色の強いものは避けたほうがよいと思います。

宗教を否定するつもりはまったくありませんが、こういった宗教色が強い治療院は一般的には避けられてしまいます。

④特殊な機械を使う治療

特殊な機械を使えば「誰でも、どんな痛みでも治療できます」などのうたい文句の治療は注意が必要です。

特許出願中も怪しいです。なぜなら、特許を出願しただけで、まだ承認されていないのですから。もしくは「そんなに素晴らしい治療機械なら、なぜ病院にないの？」という素朴な疑問もわきます。

「そんなバカな治療法に手を出すわけない」とみなさんの声が聞こえてきそうですが、意外と引っかかる人が多いのです。

●貧乏治療家A先生がはまった高額治療機械

「この機械1台で1カ月200万円の売り上げ達成!!」

「アメリカ発、特許出願中のこの機械であなたの患者を救いませんか」

「無料施術体験セミナー　限定10名」

それは、このような1枚のFAXのDMからはじまりました。

A先生は無料セミナーに参加して、その日に初級講座に申し込みました。初級コースは10万円、3日間のセミナーでした。

そこではじめてその機械の値段を知るのです。

定価800万円ですが、このセミナーを受講した人は半額の400万円で購入可能です。

しかも、その場でリース契約もできました。A先生はすぐに契約をしました。


1カ月後に業者から連絡が来ます。

「これだけの売り上げを出せた先生だけに特別上級コースをお勧めします」

「この機械のマスタートレーナーになって、セミナーを開いて全国の先生に技術を広めませんか?」

「1カ月の受講で200万円です。セミナー開催ができればすぐに回収できますよ」

A先生は200万円を支払い講習に参加しましたが、その後のセミナー開催やセミナー集会にはまったく機械会社は関与せず、売り上げにはつながりませんでした。

購入した機械も大した効果を出せず、患者からも飽きられ、結局、埃《ほこり》をかぶっている状態です。

「そんな馬鹿なやついないよ」と思われるかもしれませんが、みなさんの周りをよく見てください。結構、この事例に近い経験をしたことがある方は多いと思います。

あなたの治療院には埃をかぶった機械はありませんか？

あまりにマニアックな治療法は避けましょう。

5 開業後の人生をイメージして職種を選ぼう！

職種と治療方法を決めて一度開業すると、それを大きく方向転換することは大変です。

開業後の人生設計や日々の生活スタイルをよく考えて職種を選びましょう。

まず最初に考えるべきことは、自分の理想の生活スタイルとマッチしているかどうかです。そして、将来的に理想とする人生設計になり得るかどうか考えてみてください。

私の場合は、「日曜日と祝日はお休みしたい。しかし平日と土曜日は夜遅くまで仕事をしてもかまわない」「世間がお休みをとるお盆やお正月は休みたい」などの注文を自分自身につけて、これを実現するためのターゲットと治療方法を確立していきました。

もちろんこれに伴って、収入はこれくらいほしいという問題もあります。

私は、この理想を叶えるためには、都会でビジネスマンやＯＬさんをたくさん治療していくスタイルではなく、少し田舎だけど、都内への通勤圏内の郊外でファミリー向けの治療院にすることを目標にしました。

その結果、会社帰りの方などを診るために平日の夜は遅くまで仕事をすることになりましたが、日曜日や祝日に休むことはまったく問題になりませんし、世間の休みと同じように休んでも特に大きな影響はありませんでした。

逆に、自分の生活スタイルと治療がミスマッチな例を考えてみましょう。

たとえば、平日の夜に仕事をしたくない治療家が、ＯＬさんをターゲットに美容鍼の治療を売りにしているのに、18時に終わってしまって、土曜日は午前中で終了、日曜日はお休み。患者はいつ治療に行けばよいのでしょうか？

都心で働き、生活するのが理想である治療家が、会社員をターゲットに整体治療をしているのに、昼休みが12～14時で、18時に終了では誰も来てくれません。

自分の理想の生活と、選んだ治療法やターゲットにずれがあると、まったく売り上げが上がりません。自分の生活スタイルと人生設計をしっかりしないと、どのような治療方法を選んでもうまくいかないということです。

この第2章では、どのような職種と治療法を選んで開業するかを学んできましたが、みなさんは決まりましたか。

もうすでにお決まりの方は、この章を読んで、自分が貧乏治療家にあてはまっていなかったでしょうか。

この章の最後に書きたかったのは、どのような職種と治療法を選んでもかまいませんが、実際に治療を受け、お金を支払うのは患者だということです。

治療家自身が、理想の生活を手に入れ、やりがいのある治療をすることはもちろん大事ですが、最も大事なことは、患者に受け入れられる治療であるかどうかです。

何度も言うように、私はどの治療法が素晴らしくてどの治療法がよくないなどの批評は一切いたしません。

私はこの話をするとき、いつもラーメン職人の話をします。

「俺のつくるラーメンが日本一おいしい」と自分で言っているガラガラのラーメン屋は、「俺の治療法が日本一だ」と自分で言っている貧乏治療家と一緒である。

みなさんはどのような職種、治療法を選んでも、「先生の治療方法が一番好き」と患者から言われるようになりましょう。

◆コラム②◆

繁盛治療家になる人は学校選びがうまい

第2章では、さまざまな治療家の資格について書いてきました。私はどのような資格、どのような治療法でも、患者にとってよいものであるならば、また違法性のないものであるならば、どれも正解であると思っています。

私の経営する整体スクールには多くの生徒さんたちが在学していますが、通学のきっかけや目標はさまざまです。転職を考えてくる方、退職後の職業として考えている人、単なる習い事として来る人などです。そのために、習い事用の比較的安価で通いやすいコースと、プロの治療家として働くためのプロコースを用意しています。入学前には、無料体験や入学相談があります。この30分くらいの相談を聞いただけで、ほぼその方が繁盛治療家になるか貧乏治療家になるかが分かってしまいます。

将来、繁盛治療家になれる方は、相談の時点ですべての覚悟が決まっているのです。学費や期間、学習内容はパンフレットを見れば分かります。その上で、細かい部分での相談しかしません。つまり、自身の将来的展望とそれに対する金銭的、時間的投資感覚がしっかり備わっているのです。この感覚をもって受講し、卒業された方の成功へのスピードは著しく速いのです。

それとは逆に、貧乏治療家になってしまう方はどのような方でしょうか?

貧乏治療家になってしまう方の相談内容は、学校の入学説明でなく、人生相談になってしまうことがしばしばあります。

「いまの仕事の条件がよくないので整体で独立したいのですが……」

「勉強はしたくないけど技術を身に付けて独立したいのですけど」

「整体師になったら誰でも正社員として働けますか？」

「できるかどうかお試しコースでやってみてから決めたいのですが」

このような、まだ自分の人生が決まっていない方の入学相談のときは、私もすごく気を使います。

治療家という厳しい世界を安易に勧めてしまっては、この人を不幸にしてしまうだけだからです。ですから、治療家を職業とすることの喜びも厳しさも、現実をすべて正直に伝えるようにしています。


もしあなたがまだ治療家という人生を選ぶかどうか迷っている段階であるならば、次の点に注意してスクール選びをしましょう。

民間療法の専門学校は多数存在します。冒頭にも書きましたが、違法でなければどの治療法でもいいでしょうが、学校選びの際には、必ず問い合わせから体験、相談と段階を踏んでから入学を決めましょう。それらを拒絶するスクールは選ばないほうが無難です。そして、自分の人生プランに見合った投資額と投資時間なのかを自分の力で判断するようにしましょう。

《気を付けたほうがよい治療スクールの特徴》

①いつも電話に出ない

従業員が少ない証拠です。つまり、あまり生徒がいない人気のないスクールです。

②ホームページがない、もしくは陳腐

ホームページに経費をかけることもできないスクールは信用できません。そもそも繁盛治療家になるために入学するのですから、貧乏治療家に教わることはありません。

③講師の写真や素性が明らかではない

毎回、講師が代わったり、どこの誰だか分からない講師から教わることはありません。国家資格者なのか、どのような実績をもった講師なのか、何者か分からない人に投資をしてはいけません。

〔写真－2〕　スクールのようす

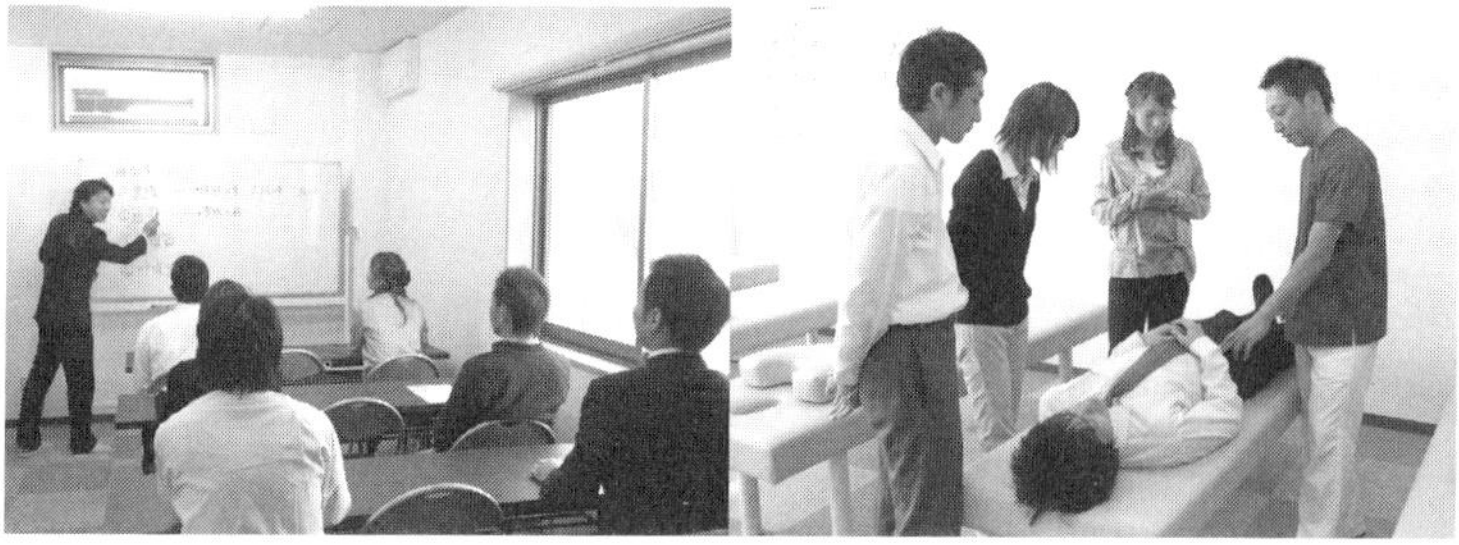

④極端に学費が安い

期間や内容にもよりますが、職業として教わる技術なのに1万円や2万円で、もしくは1週間や1カ月で技術が習得できるはずがありません。私が見たなかで最もひどいのは、「このDVDだけであなたも整体師として月100万円稼げます」という広告です。ありえません。ちなみに価格は5万円前後だったと記憶しています。

⑤すぐに入学の契約を勧める

やたらと印鑑を求められたり、すぐにサインを求められたりするスクールにも注意が必要です。その場ですぐに契約せずに、自宅で一度考えてから契約しましょう。それを許してくれないスクールは避けましょう。

以上の点に注意してスクールを選び、ある程度のめぼしをつけてから入学相談や体験に行くようにしましょう。

第2章まとめ

患者にとって最高の治療法を

どのような治療法でもいいのです。すべては患者のためです。「あなたが最高と思える治療法が最高なのではないのです。患者が最高と思った治療法が最高なのです」

そのアンテナをしっかり張っていないと繁盛治療家にはなれません。

「治療家あるあるーおもしろ話」

おばあちゃんの整骨院の選び方

おばあちゃん　「私の膝はなかなか治らないからね。いろんな整骨院に通ったよ。先生の院のおかげでだいぶ楽になったよ」

私　「よかったです。引き続き、頑張って診させていただきますね」

おばあちゃん　「先生のところはちゃんとお医者さんがいるから大丈夫だね」

私　「ん？……といいますと？」

おばあちゃん　「整骨院ってところはお医者さんがいてもいなくてもどっちでもいいところなんだろ？　やっぱりちゃんとお医者さんがいるところじゃなきゃダメだね」

私　「ごめんね○○さん。僕は医師ではありませんし、整骨院に医師はいませんよ」

おばあちゃん　「えっ？　そうなのかい。でもまあ、きちんと診てくれて治してくれる人は私にとってはお医者さんだよ。よろしくね」

おばあちゃんの何げない一言は面白くもあり、私に勇気を与え、責任感を再確認させてくれる一言でした。われわれは医師ではありませんので、決して業務範囲以上のことをしてはいけませんし、医師を名乗ってはいけませんが、患者にとって唯一無二の存在でなくてはいけません。

第3章

治療家の職種別稼ぎ方

1 国家資格者の稼ぎ方

代表的な国家資格者の稼ぎ方について紹介しましょう。

すでに何らかの国家資格をおもちの方、もしくは複数おもちの方もいらっしゃることでしょう。この章では、各々の資格を理解し、存分に資格を活かして経営することを考えていきます。

①柔道整復師の稼ぎ方

近年最も競争が激しく全国的に院数も激増している接骨院・整骨院ですが、逆に言いますと、最も治療の選択の幅が大きく、専門知識をたくさん求められる職種になってきています。

では、どのような知識を身に付け、どのような開業スタイルが好ましいのか考えてみましょう。

●専門性を打ち出し、ターゲットを明確にする

○○接骨院、△△整骨院などと看板を出しても、激増した接骨院業界のなかで新規の患者を開拓することは大変です。何かに特化していることを明確に打ち出しましょう。

柔道整復師としての専門は、骨折、捻挫、打撲、挫傷などの急性・亜急性の外傷に対する処置です。それ以外であったり、もしくはその範囲のなかでも、何かの特徴がない整骨院には患者はなかなか来院しません。

広告の規制など法律はもちろん順守した上で、院の特徴やターゲットを明確に打ち出しましょう。「どんな症例でもとにかく来てください」みたいなことは、大手の接骨院や整骨院に任せて、個人の開業の場合は専門性をもつことが大切です。

●保険について勉強する

柔道整復師には、受領委任制度により一定の条件下で健康保険の適用が認められていますが、残念ながら養成学校ではこれらの内容に対する教育がほとんど行われていません。

このことも影響してか、近年では不正請求や不適切な健康保険の使用などの報道があります。もちろん、そのようなことは絶対にいけませんが、健康保険を正しく使って運用してゆくことは国民のためであり、業界のためにもなるのです。

健康保険のみならず、自賠責保険の勉強もしなくてはなりません。事故に遭《あ》われた患者のために治療家自身が知識をもっていないといけません。

自賠責保険の知識は、複雑かつ専門性も高いですが、これらを知っているのと知らないのとでは大違いなのです。

②鍼灸師の稼ぎ方

鍼灸院は個人開業の院が多く、鍼灸院に就職するとなると困難です。しかし近年では、予防医学や東洋医学の観点から、病院で鍼灸を取り入れる施設も増えています。そのような鍼灸師の治療家としての稼ぎ方について紹介します。

●特徴を前面に打ち出す

鍼灸師は東洋医学の専門家なのですから、それを前面に打ち出しましょう。西洋医学の医者では治らないものが、鍼灸師には治せる可能性があるのです。

これもまた、広告や打ち出し方には注意し、法律を遵守《じゅんしゅ》しなくてはなりませんが、その上で特徴を出しましょう。

肥満治療や精神疾患、自律神経疾患、不妊治療、めまい、虚弱体質など、いまいち原因が分かりにくく、病院ではっきりとした結果が得られないものを売りにするとよいでしょう。

医者以外では唯一、人体に鍼を刺す、灸をすえることのできる治療家なのですから、特徴をしっかりアピールしてください。

●医師の同意のもと健康保険を利用する

鍼灸治療でも健康保険を適用できるのはご存じのとおりです。ただし、医師の同意がある症状のみに適用されます。多くの鍼灸の先生は、最初から同意書をもらうことをあきらめている方も多いようですが、きちんとしたやり方があります。

どうしたら医師が同意書にサインをしてくれるのか、いくつかのコツを紹介しましょう。

▼自分が病院の患者になり挨拶《あいさつ》をすませておき、時節の挨拶などは必ず送る。
▼鍼灸の同意書はすべて鍼灸師が作成し、医師には確認とサインだけいただく形にして手間を取らせない。
▼同意書は患者に持参させ、かつ患者からお願いさせる。
▼同意をいただき治療したら、必ず報告してお礼状を送る。

保険を正しく、上手に使える鍼灸院になることで、地域での知名度も信頼感もますます高まります。

③あん摩・マッサージ・指圧師の稼ぎ方

唯一、法的に患者にマッサージを業として行えるのがこの資格です。もちろん国家資格者ですから、それを活かして経営しなくてはなりません。

近年は、「もみほぐし」「リラクゼーション」といった、あたかもマッサージを連想させる民間資格も出てきていますので、これらとの差別化をしなくては厳しいでしょう。

これらの資格を単体でおもちの方と、ほかに鍼灸師や柔道整復師を合わせて取得されている方とでは開業方法も変わりますが、今回は単体でおもちの方向けに考えましょう。

●国家資格をアピールする

開業の際は、国家資格者であることをアピールしましょう。治療院づくりやイメージもまじめで堅くしましょう。やわらかいイメージのマッサージ院は「もみほぐし」や「リラクゼーション」と混同されます。

院の名前もしっかり「○○指圧治療院」「△×マッサージ治療院」として、治療院であることをアピールしましょう。

●医師の同意をもらい、健康保険を利用する

鍼灸師の資格と同様に、医師の同意があれば保険が適用されます。同意のもらい方は鍼灸のケースと同じです。

しかも鍼灸よりも高齢者の需要が多く、往診での訪問マッサージに適用すれば喜ばれること間違いなしです。

介護と密接に連携しますので、ぜひ介護のことも勉強し、訪問マッサージで健康保険をうまく使って経営されることをお勧めします。

●まとめ

国家資格者なのですから、その資格特有の強みをしっかり活かしましょう。まずは自分の保有する資格で何が認められていて、何ができるのかを考えましょう。

今回は開業に焦点を当てましたが、国家資格者には介護の現場や病院にも活躍の場が多くあります。その上で、自身の特徴をアピールしましょう。

ただ、国家資格だけでは生き残れません。次の項で紹介する民間資格とセットで経営することもお勧めです。健康保険が使える範囲は決まっていますが、そうでない自費の治療を武器としてもっていてもよいでしょう。

2 民間資格者の稼ぎ方

無数にある民間資格を一つずつ解説することは困難ですので、民間資格の特徴と基本的な稼ぎ方を解説します。

どのように治療法や職種を選んだらよいかは第2章で解説しましたが、この章ではどのように稼いだらよいかを考えます。どのような民間資格にも共通する稼ぎ方があります。

①お店をやるな、治療院をやろう

どのような治療方法でもかまいません。ただし、お店を経営するのでなく、治療院を経営してください。

つまり、「患っている人を治す」をテーマにするのです。そうしないと、「患者」でなく「客」になってしまいます。

②誰が見ても治療方法が分かるようにしよう

国家資格者がいない治療院で、しかも何をするか分からないところには誰も来てくれません。名称も看板も分かりやすさが一番です。

●良い例

「腰痛・肩こり専門ソフト整体院」「痛くない足裏整体院」「スポーツストレッチ整体院」

●悪い例

「○○カイロプラクティック研究所」「○○療法整体院」「○△式整体院」

③完全予約制にしよう

患者は、いつ行ってもすぐに治療を受けられる治療院にはあまり魅力を感じません。また、患者同士がかぶってしまうと治療の質が下がってしまいます。

私が予約の商品を売る場合は、たとえ予約がガラガラでも、患者に「いやー、ラッキーですね。ちょうどキャンセルが出たので予約をお取りできます」と言います。冗談のようですが、こうすることで自分の価値を上げることができるのです。

また完全予約制にすることによって、治療家のあなた自身も次の予約を取るための行動をすることになるのです。

「次は暇なときに来てください」では患者は来ません。治療家のあなたの指示で来院していただくためにも、予約は必須です。

④高単価の治療で勝負しましょう

治療家は、物を売るわけではありません。自分の体と知識を使って仕事をします。低価格にして数をこなさなければならないスタイルでは体がもちません。できるだけ高単価を心がけましょう。

最初が肝心です。値下げはできますが、値上げするのは非常に大変です。

⑤会計を明確にしよう

個人開業の治療院でよくあるのが、治療院の売り上げと院長の生活費がごちゃごちゃで、事業の収支がよく分からないという事態です。これでは経営がうまくいくはずがありません。

治療院の経費なのか、先生の個人消費なのか、しっかりお財布を分けておきましょう。

⑥うまくいかなくてもバイトをするな

自分の治療院がうまくいかないからと、バイトをはじめる先生がたまにいます。それなら早く閉院して雇われていたほうがよいでしょう。開業した自分の院をなおざりにしてバイトに行ってしまう。典型的な負け組貧乏治療院によくあるパターンです。バイトをする労力を、自分の治療院につぎ込みましょう。

民間資格の治療家に向けて書きましたが、国家資格者にも共通して言えることが多く含まれています。

民間資格は規制もありませんが、何の社会的保証もありません。ただ、以上のことをしっかり実行できる技術力をもって開業すれば、繁盛治療院になること間違いなしです。

3 お金をもらう癖をつけろ

治療家のなかで、お金を稼ぐことを「悪」のように考えている方によく会います。

「医は仁術なり、算術ではない」

私も若いころに、先生に教えていただきました。そのとおりです。いまもそう思っています。

しかし、そのような思いはありますが、現実はそうはいきません。

私はこのように考えます。

「医は算術ではないが、対価をいただくことがプロの治療家である」

プロとして適正な価格を頂戴できるようになりましょう。適正な価格がどれくらいなのかは次項に譲るとして、この項ではお金をもらうマインドをしっかり整えることを考えましょう。

①安くないと選んでもらえないは間違っている

そもそも安くないと買っていただけない商品は、「よい商品ではありませんが、安いんだから買ってください」と自分で言っているようなものです。「僕の商品は大したことありません」と言っているようなものです。

そんな商品しか出せない実力なら、そもそも治療院の開業をしないほうがよいかと思います。

②治療料金を先払いでもらう

たいていの個人の治療院では、施術後に料金をいただきます。

しかし、施術後にお金をいただく場合、「この料金で本当にご満足いただけたのだろうか？」「高いと思われないだろうか？」などのプレッシャーから、お会計時に自信のない声や態度になっている治療家をよく見かけます。

開業して間もない先生ほど料金をもらうことに慣れていませんので、お金をもらうプレッシャーを軽減するためにも、先に料金をいただいてしまいましょう。

そしてお金をもらうことをプレッシャーに感じるのではなく、「お金をもらってしまったのだから全力で治療するぞ」というマインド設定に変えてください。

お金をもらう恐怖心から解放されましょう。

③稼いでいることを隠す治療家は二流

繁盛していることを、一生懸命隠そうとする治療家をよく見かけます。

たとえば、「こんな車に乗っていたら患者さんに儲かってると思われちゃう」とか、「海外旅行に行ったことは絶対言わない」とかです。

謙遜が美徳だからでしょうか。医は仁術だからでしょうか。「儲かりやがって」のひがみが嫌だからでしょうか。

みなさんは繁盛治療家になるのですから、そのようなことではいけません。適切な治療を適切な価格で患者に提供し、治療家にふさわしい人格で堂々と稼いでください。そうすると周囲の声は変わってきますよ。

「あちらの治療院の先生でしたら、外車に乗っているのも当然よね」

「あちらの先生は儲かっているわよ。だってすごい治療家だもの」

嫌味や僻《ひが》みを言ってくるのはたいてい同業者です。みなさんは、そのような貧乏治療家と同じ土俵にいてはいけないのです。

僻まれたら、一流の証《あかし》ですよ!!

またここで、貧乏治療院A先生と繁盛治療院B先生の違いを紹介しましょう。

A先生とB先生は同級生です。二人は友人です。同じくらいの時期に治療院を開業しました。地域も隣町で大きく変わることはありません。開業当初はよく二人で会い、治療院の話もしましたが、開業1年後から現在まで、まったく会うこともなくなってしまいました。なぜでしょう？

二人に大きな収入の差が生まれてしまったからです。

A先生は開業当初、一回の治療料金を5000円に設定しました。料金は後払いでもらっていました。

治療院を経営していると、患者が少なかったり多かったり波は必ずあって、そのようなときにA先生は値下げした商品を治療院ではじめました。このような選択になったのは、いつも代金をいただくときに、価格と技術に自信がもてなかったからです。結局、いまでは患者は価格の安い治療しか選んでくれなくなりました。

一方、B先生も一回5000円の料金設定にしましたが、完全先払いで、券売機を使用していました。B先生の治療院も波はありましたが、B先生は新商品として試しに高額のプレミアム治療を券売機に設定しました。

結果、いまでは高額治療が月に何回も売れるようになったのです。もちろん、B先生も価格と技術に確固たる自信があったわけではありません。ただ、券売機がお金をもらうプレッシャーを取り除いてくれただけなのです。

貧乏治療院A先生は言います。

「あいつはいいよなぁ。俺と同じ治療をして儲かってさ。俺だって同じことできるのに」

A先生は、自分がお金をもらうプレッシャーに負けていること、そしてその自信のなさが患者に伝わっていることが理解できていないのです。

みなさんはいかがですか？　お金をもらうことに慣れていますか？

4 健康保険と自費治療の違い

国家資格の治療家には、健康保険を利用した施術を行う方法があることを以前にご紹介いたしました。しかし健康保険の範囲だけでは、なかなか利益を出すことは難しい時代になってきました。そこで健康保険と自費治療の治療の違いを明確にして利益を確保しなくてはなりません。

また、民間資格者だから健康保険が関係ないわけではなく、健康保険のメリットとデメリット、あるいは自費治療のメリットとデメリットをしっかり理解して患者と接する必要があります。

●健康保険の治療院にとってのメリット

①患者の負担が少なく低料金の回収だけですむ

患者からは治療費の3割、2割、1割、場合によっては無料で施術することができますから、低料金で通院しやすくなります。

②「各種健康保険」と書くだけで社会的信用度が増す

「保険が使える＝国が認めた資格がある」と世間は見ますから、信用度が増します。また、料金も安くすむという安心感があります。

③まとまった収入が決まった日に入金される

ほぼ決まった日に、まとまって保険者から銀行に入金があります。これは予想できる入金になりますので、経営上の計画が立てやすくなります。

●健康保険の治療院にとってのデメリット

①制度の複雑化による事務作業や設備の増大

健康保険の制度に精通していないと、制度の変更や書類の作成方法など多岐にわたって事務作業が増します。これを簡略化するためには、請求代行サービスに加盟したり、レセプトコンピューターを購入しなくてはなりません。コストの増大は仕方ないです。

②保険制度の制約による治療範囲の縮小

もちろん、健康保険には運用のルールがあります。それを逸脱して売り上げを上げたり、逆にルール違反の安売りをすることは絶対に許されません。

これをやりますと、自身の治療方法に制約がかかりますので、納得できる治療を提供できなくなる可能性があります。

もしくは、多くの治療をしても請求できないというジレンマが生まれることになります。

③自費商品との差別化が必要

健康保険を扱うと、自費治療との差別化が必要になります。患者からすれば同じような治療であれば、料金が安くすむ健康保険の治療を選ぶに決まっているからです。ですから、「この治療のこの範囲までは保険でできます。ここから先は自費治療です」と患者に分かりやすく明確に示すことが大切です。

民間資格者の治療家のみなさんは、この制度を理解した上で自費治療のメリットを活かして経営をしましょう。

●自費治療のメリット

①制度に制約を受けることなく、治療方法の選択が可能

もちろん、法律に違反することはできませんが、保険制度の利用がなければ細かいルールに縛られることなく治療が行えます。

②価格の設定も自由自在

価格も決まりがありませんので、治療の内容、質と量をいかようにしてもいいわけです。もちろん、割引だって問題ありません。

③制約がないので、他業種のノウハウを使える

たとえば、エステや美容院、小売店のようなスタンプラリーや「○○キャンペーン」のようなことをしても問題ありません。他業種で成功しているノウハウをまねしてもよいのです。

●自費治療のデメリット

①価格設定がむずかしい

価格にももちろん決まりがありませんから、価格の設定がむずかしくなります。低価格帯のものから高価格帯のものまで取り扱うのか、全体的に高単価商品を売ってゆくのか、

平均患者単価をいくらにするのか、作戦が緻密でなくてはなりません。

②収入の予測が困難になる

健康保険のように予測できる入金がありませんので、日々の売り上げに注視しなければなりません。しかし現金の収入ですから、未払い金も防げるので、それはメリットと言ってもよいでしょう。

③社会的信用をつけることが難しい

「なぜ保険が使えないの？」と、患者からすればそうなりますね。これをいかに説明して、理解していただくかが大切になります。

保険が使えないから信用のない治療なのではなくて、保険では賄えないほど高度な治療であることを説明しなければなりません。

健康保険の治療と自費治療はどちらもメリット、デメリットがありますので、私の考えは、国家資格者は両方をバランスよく使うことだと思っています。せっかく患者のために使える制度を使わないのは、いかがなものかと思います。しかし保険の収入だけでは経営が困難なことも事実です。

民間資格者は保険治療のデメリットの部分をよく理解し、近隣の国家資格の治療院と勝負すれば十分戦えます。

最近では国家資格者であるにもかかわらず、保険を一切使わずに自費治療のみで経営されている先生もいらっしゃいます。健康保険のデメリットの部分をすべて捨て去って経営することも一つの手段ですね。

しかし、私はこの考えには反対です。健康保険で治せる範囲は、健康保険を適用したほうが患者のためではないでしょうか。

この本に書いたメリット、デメリットは治療院の視点で考えたものです。患者にとっては安くて治る治療がベストなのです。患者にとっては、治療院の経営なんてどうでもよいことです。

あなたの技術と治療院は誰のためのものでしょうか？　健康保険と自費治療を理解してバランスよく経営されることを願います。

5 宣伝・広告の重要性を知ろう

「技術があれば、患者が増える」

「よい治療院は口コミで広がる」

「広告なんて打つ必要がないのがこの業界です」

もしも、このような考えをあなたがおもちでしたら、間違いなく貧乏治療家になるでしょう。

私はこの業界で15年以上携わってきましたが、広告や宣伝が苦手な治療家が非常に多いように感じます。

治療家は、治療のことは一生懸命勉強するのに、宣伝広告や経営などの勉強にはなかなか時間とお金を費やしません。

一昔前までは、確かな技術と人間性で口コミが広がり、患者を獲得できましたが、現在のような情報社会になるとそうはいきません。いまや口コミでさえもお金で買える時代なのです。

開業時に最低限必要な宣伝広告費は準備してください。ほとんどの方がこれをおろそかにしています。これらを準備することは、みなさんの治療に必要なベッドや枕を購入するのと同じくらい重要であることを認識しましょう。

宣伝・広告と聞くと、どのようなイメージがありますか？　新聞の折り込み広告でしょうか？　テレビコマーシャルでしょうか？　それともインターネットでしょうか？

この項では、開業時に必要な宣伝広告を紹介しながら解説させていただきます。

①治療院のホームページ作成（ＳＥＯ対策付き）
②スマートフォン専用ページ作成
③インターネットＰＰＣ広告
④ＳＮＳ対策
⑤口コミサイトのプレミアム会員登録
⑥宣伝用パンフレットの作成
⑦新聞の折り込み広告
⑧バスのアナウンス広告
⑨駅の看板

以上を開業時にすべてやると、レベルにもよりますが、２００万円では足りないでしょう。

ではどのようにしたら、安く効果的に開業時に最低限必要な準備ができるかを紹介しましょう。

①②③④⑤はインターネット関連の広告ですが、これらの使い方で大きく効果が異なってきます。また、予算をかければかけるほど効果が出るというものでもなく、業者によっては悪質な業者もたくさんいるのが現実です。まずはお金をかけずに無料でできるものを使いましょう。

インターネット関連の広告は、無料で使えるものが多く存在します。ホームページも業者にきれいにつくってもらうことが理想ですが、最初は無料ブログを利用してホームページ代わりに使いましょう。スマートフォンに対応した無料ブログもあります。

また、「口コミサイト」も無料会員登録がありますので、必ず登録してください。

SNSに関しても同様です。無料で使えるありとあらゆるものに登録しましょう。

次に紙媒体ですが、こちらも最初は予算がありませんので手づくりです。パソコンとプリンターさえあればできます。どこか気に入った治療院の広告やパンフレットを参考につくりましょう。

新聞の折り込み広告はお金がかかりますから、自らポスティングをします。商圏は場所にもよりますが、首都圏では半径1キロだと考えてよいかと思います。頑張って自分の足で手づくりのビラをまきましょう。

以上の宣伝活動を必ず開業前にやってください。ほとんどの方が開業後に患者が少ないことを理由にはじめるのですが、それでは遅すぎます。

店舗ができたときが一番地域で注目されているときです。にもかかわらず、ホームページもない、パンフレットもないでは話になりません。

もし少しでも宣伝に予算が使えるのであれば、ホームページに最も多く予算を使うべきだと考えます。

ホームページは、いまや治療院の看板と一緒です。はじめて治療院を訪問する際は、ほとんどの方がホームページをチェックしています。

ですが、ここに付け込んでくるのが悪徳業者です。簡単に業者を決めずに多くの会社から見積もりを取りましょう。またその際にローンを勧めたり、急いで契約を勧めてくる業者には気を付けてください。

6 技術セミナーは意味がない、経営セミナーに参加すべし

治療家は治療の技術セミナーが大好きです。ですが、経営セミナーは嫌いな先生が多いようです。治療がしたくて治療家になったのですから当然です。

しかしながら、この本の読者のみなさんは繁盛治療家にならなくてはいけませんので、治療の技術セミナーと同じか、それ以上に経営セミナーに参加されることをお勧めします。もうすでに開業している、あるいは開業を考えるレベルの治療家の方は、ある程度の治療経験があるのでしょうから、むしろまったく経験のない経営の勉強を積極的にしなくてはなりません。

理不尽に感じるかもしれませんが、必ずしも売れている商品が優れている商品とは限らないのです。治療院も同じことが言えます。最も良い治療をしている治療家が、最も売れているわけではないのです。

だからといって、未熟な技術の治療家が売れるということではありません。目に見えない治療技術というものを売るときには、必ずテクニックが必要になります。

それはホームページであったり、新聞の折り込み広告であったり、治療院の内装や外装

であったり、治療院スタッフの見た目だったりとさまざまです。それ以外にも治療院の会計や人材の育て方、マーケットの見方、自己啓発までさまざまです。

また、そういった場所で他業種の方とたくさん出会い、他業種からのノウハウをふんだんに採用してください。


第3章では、稼ぎ方の経営術について書いてきました。なぜこのようなことを書くのかというと、治療家のみなさんがあまりにも稼ぎ方が下手で不器用な方が多いからです。よい治療家がよい稼ぎ方を勉強すれば、その治療家のレベルアップにつながります。

治療家の方のなかには、他業種から転職されてきた方もいることでしょう。また、治療の仕事しかしたことがない先生もいるでしょう。この業界はさまざまな人生経験をおもちの方が混在しています。だからこそ差がつきやすく面白いのです。


私自身も多くのセミナーや異業種の交流会など、さまざまな場所に参加しますが、治療家の方はまずそのような場所では見かけないですし、治療家向けのセミナーを開催しても、治療家の方はそこで人脈を広げたりすることが苦手なようです。

そこで、失敗しないセミナーの受講の仕方を紹介したいと思います。せっかく参加するのですから、有意義な時間を過ごしましょう。

①必ずビジネスライクな服装で参加しよう

他業種の方が聞いたらびっくりするかもしれませんが、治療家向けのセミナーを開催すると、残念ながらジーパンにTシャツ姿で参加してしまう若い先生が少なくありません。技術セミナーであったとしても良識ある服装をしていきましょう。

②名刺を交換しよう

残念なことに名刺を持っていない治療家が多いです。外の世界に出たら、名刺は自分が何者なのかを伝える最初のツールになりますから、必ず持っていきましょう。

③必ず何かをもち帰り実施しよう

セミナーを受講したら、必ずすぐに実行できる項目を見つけて実行してください。セミナーでせっかくよい情報を聞いても、実践できないと意味がありません。

④懇親会には必ず参加する

懇親会が実施されるセミナーでは、必ず懇親会に参加しましょう。懇親会では講師のそばに座り、セミナーで聞けなかったことなどを質問しましょう。また、ほかの参加者の方と交流を深めるチャンスでもあります。

講師の方から、セミナー代金以上のことが聞けるかもしれません。

⑤「先生」のプライドを捨てる

毎日自分の治療院で「先生」と呼ばれて仕事をしていると、外の世界に行ったときにも同じ「先生」をやってしまう治療家を見かけます。

「先生と呼ばれましょう」と第1章で書きましたが、それを他業種の方と同じ土俵でやるのはやめましょう。謙虚に「勉強しに来ました」という姿勢で臨んでください。そのセミナーの会場では、あなたは「先生」ではないのです。

◆コラム③◆　繁盛治療家になる人は同業者から嫌われる

第3章では治療家のさまざまな職種の稼ぎ方について書いてきました。しかし、稼げば稼ぐほどあなたのことを面白く思わない人が増えるものです。

それは同業者です。

組織のなかで働いているのであれば、組織のなかの人間関係をうまく構築することも実力のうちになるでしょう。組織のなかで嫌われてしまえば、自らの仕事がうまくいかなかったり、足を引っ張られたりすることもあります。しかし、治療院は同業者に嫌われても大した影響はありません。同業者が患者になることはありませんから。

一方で、地域のみなさんには八方美人でいなければ、患者として来院していただけなくなってしまいます。

あなたは、地域で愛されていればそれでよいのです。

たいていの場合、ほかの治療院の先生の噂話や悪評を言う治療家は、貧乏治療家です。繁盛治療家にはそんな馬鹿げたことに時間を使う余裕はありません。

逆に言えば、同業者から噂されたり嫌われたりしたら、一流の証しなのです。そしてその先をさらに突き進むとどうなるか？

答えは、まったく嫌われなくなります。というよりも、そのような貧乏治療家との接点がまったくなくなりますし、何も言われなくなります。

なぜ、僻まれたり、妬《ねた》まれたり批判を受けたりするのでしょうか？　それはその人たちと同じステージにいる人間だと思われているからです。

人は同じステージにいる人間が自分より高い報酬を受けたり、高評価を受けたりしたときに僻んだり妬んだりします。

しかしどうでしょう？　まったく違う異次元の世界にいる人に対しては、僻みも妬みもないのです。

だったら簡単です。くだらない批判をする人のグループより飛び抜けた存在になればいいのです。もしくは、飛び抜けているように見せつければよいだけの話です。

分かりやすい例があります。それは私の話です。

私も人間ですから、同じようなステージで仕事をする人に対してのライバル心はあります。どのような人に対してかといえば、私と同じように起業して頑張っている経営者の方や頑張っている同業の方に対するライバル心です。かといって、くだらない誹謗《ひぼう》中傷などはしませんが。

もちろん私も、妬まれたりしたことがあります。しかし、そのときにはいつも「ああ、まだ自分はこのレベルの人に妬まれるステージなのだな」と自分を責め、自分のステージを上げるための努力をするのです。実績はもちろん、他者からの見え方も非常に気にするようにします。

この習慣は必ずビジネスにもつながり、治療家としてのステージを上げてくれます。患者も、すごい先生に診てもらっているという証拠がほしいのです。

そして、こうした努力がさらなる口コミを生み、繁盛治療家として成功する道へと導いてくれます。

経営者のレベルもさまざまです。日本を代表するような社長を見ても、私は何の感情もわきません。そういった経営者の方が、大きな家に住もうが高級外車に乗っていようが美人の女優さんと結婚しようが、何も思いません。それは同じステージにいる人とは認識していないからです。

きっと同じステージにいる人間がそんなことをしていたら、負けられないとか、自分にだってできるんじゃないか、という感情がわいてくることでしょう。

一方で、自分よりも上のステージにいる人と付き合うことで、自分をさらに向上させるモチベーションに変えられるとも考えられます。

あなたが繁盛治療家になれた暁には、決してあなたを誹謗中傷するようなステージの人と付き合ってはいけません。むしろそのグループから抜け出す方法と努力をするべきなのです。

同じ治療家のなかには、もしかしたらそのような努力をしている人はいないかもしれません。さまざまな異業種の方と出会い、学んでください。

「繁盛治療家になる人は同業から嫌われる」

積極的に嫌われることをお勧めしているわけではありませんが、もしあなたが同業者から嫌われたのであれば、実力を認められた証拠です。躊躇《ちゅうちょ》せずに次のステージに挑戦しましょう。

次のステージに上がったあなたに向けられる眼差しは、誹謗や中傷ではなく、尊敬という眼差しに変わっていることでしょう。

第3章まとめ

治療技術以外も大事

「医は仁術なり、しかし算術に挑戦しない者に明日はない」

治療技術以外のことをたくさん学んで、繁盛治療院を目指しましょう。

「治療家あるある――おもしろ話」

不健康な治療家

先生「そうですねぇ。まず痛みを根本から改善するには、ダイエットをして体重を落としましょうね」

患者「そうですよね。やせなきゃねー」

先生「有酸素運動をして、食事にも気をつけましょうね」

患者「先生のその体格で言われると説得力ないわー」(笑)

先生「すんません……」(汗)

治療家たるもの、見た目も健康でいたいですよね。

肥満は大敵!! 私も気を付けます。

第4章

開業・治療院の売り方を知る

1 あなたの技術をどのように売りますか？

この章では、貧乏治療家A先生と繁盛治療家B先生の具体的な事例を挙げながら、開業の考え方と売れる治療院のつくり方を解説していきたいと思います。

貧乏治療家A先生は腕に自信がありました。けがの方から肩こりの方まで、子どもからお年寄りまで、どのような患者にも対応できるように準備をしてきました。

また、繁盛治療院B先生もかなりの修業を積み、腕に自信をもち、あらゆる患者の治療に携わってきました。

A先生はどんな患者がいつ来ても対応できるように、多くの治療機械を購入し、ベッドも10台購入しました。当然、施術室の広さも40坪あります。けがの治療から、癒やし系の治療まで多くの患者を診たいので当然です。

一方、B先生は自身の経験から腰痛の患者を助けたいとの強い願いから、腰痛専門の小さな治療院を開業しました。

〔表－3〕　A先生とB先生の費用

	A先生	B先生
不動産取得費用	300万円	100万円
内装費	600万円	200万円
医療機器	600万円	200万円
宣伝広告	100万円	100万円
合計	1600万円	600万円

このように開業したA先生とB先生。これから二人には、さまざまな差が出てきます。その結果、A先生は貧乏治療家になり、B先生は繁盛治療家になりました。なぜそのような結果になったのか、分析していきましょう。

まず、最初のスタートを間違えると数年後まで経営に大きく影響してしまいますので、開業までの考え方、長期の経営の考え方などに注意して読み進めていただければと思います。

開業費用の合計を見ると一目瞭然ですが、A先生とB先生では1000万円も違います。資金の集め方を解説することはしませんが、どうしてこのように1000万円も違う開業費用になってしまったのでしょうか。

A先生の考え方とB先生の考え方の違いを理解すると、治療院経営の基本が理解していただけると思います。

商売は、必ず元手がかかり、売り上げからその経費を引いた金額が利益になります。治療院の経営において有利な点は、多くの元手が自身の技術であるというところです。

また、商品を売っているわけではないので、商品をストックしておく必要がありません。在庫を持たなくてよいのも有利なところです。

さらに不良品や消費期限切れなどのロス、不良在庫を抱えることもありません。多くの経費は、家賃（テナント料）と人件費、光熱費、医療機器の減価償却くらいでしょう。

これらを踏まえて、A先生の開業とB先生の開業費用を見比べてください。次項より、二人がどうなっていったのか見ていきたいと思います。

2 あなたの技術は誰に売りますか？

A先生とB先生は、開業費用に大きな差がありました。それはターゲットをきちんと明確にできているのかどうかで大きく変わってきます。幅広いターゲットをもつことが間違っているとは言いませんが、幅広いターゲットを設定して設備投資を行った場合、無駄も多くなる可能性があります。

A先生はさまざまな患者に対応するために、多くの医療機器を購入しなくてはなりませんでした。

また、医療機器は購入費用だけではないのです。メンテナンスも必要ですし、何より場所が必要ですから、それに対応した広いテナントが必要になるのです。結果、開業費用には大きな開きが生じることになるのです。

一方、B先生は腰痛専門の看板を掲げ、小さな治療院を開業しましたので、大きな医療機器を買うこともなく、医療機器の購入代金を少なくすることができました。

メンテナンスも最少ですみますし、効率よく治療ができます。

自分の技術はいろいろな患者に対応できると自信があっても、ターゲットをしっかり絞ってマネジメントしてゆくことで、最少の経費で開業できるのです。

腰痛専門の治療院としてはじめたB先生は、腰痛患者の間で話題となり、繁盛治療家へとなっていくのです。しかも腰痛専門ではじめたはずの治療院には、ほかの症状の患者も多く来院してくるのです。はじめての来院のきっかけはほとんどが腰痛ですが、それが治ってくると「先生、肩は治せませんか？　膝は？」と言って、どんどん来院が増えていったのです。

それはなぜか？　簡単です。腰痛治療を通して、治療院として最も大切な「この治療院は治る」という信頼を勝ち取ったからです。

一方、A先生の治療院はなかなか患者を誘引することができません。それはターゲットが広いため、宣伝も難しく、地域の患者にもなかなか浸透しなかったのです。つまり、外から見たり広告を見たりしただけでは、どのような治療院かわかりにくくなってしまっていたのです。

しかも最初から大きなテナントを借りて、多くの医療機器を購入してしまったので、毎月の家賃とローンの返済もあり、心の余裕がまったくありません。これではよい治療ができるわけがありません。このような悪循環がさらに患者を減らす原因になってしまいました。

3年後のA先生の1カ月の売り上げは100万円で、B先生の売り上げも100万円でした。どちらが貧乏治療家でどちらが繁盛治療家かもうお分かりですね。

商売は、**「売り上げ－経費＝利益」**です。

しっかりターゲットを決めて運営するだけでこんなに差がついてしまうのです。どこにでもあるような、誰にでもできるような治療院はいつでもつくれます。

繁盛治療家になりたい人は、ターゲットをしっかり決めて開業してください。

3 あなたの技術はどこで売りますか？

あなたの治療院のターゲットが決まったら、次は開業場所です。繁華街なのか、郊外なのか、自宅開業なのか、テナントを借りるのか、借りるにはどのようなことに気を付ければよいのか。

ターゲットはもちろんですが、家族の状況や人生設計、長期の経営計画、さまざまな事情があると思いますので、この項ではそれぞれの特徴や選び方の注意点などを書きたいと思います。

①繁華街の開業

繁華街は人が多くて、テナントも多くあります。商売するならもってこいのような気もしますが、デメリットも多くあります。治療院経営の大きな経費の一つがテナント料金、つまり家賃です。都会の一等地ですと家賃も高くなるのは当然です。そのため、治療院の診療時間は夜遅くまで診療するスタイルでないと患者を集患しにくく、日曜日、祝日の診療も考えなくてはならなくなるでしょう。

②郊外での開業

郊外とひとくくりにすることはむずかしいですが、その地域の特徴をとらえてスタイルをつくることが大切になります。

たとえば、大きなビジネス街から電車で1時間の郊外で駅前開業の場合、帰宅ラッシュのピークは何時なのか。また、その地域の住民の年齢層、近くの大きな団地やマンションの築年数など、そこからおおよその地域の特徴が見えてきます。

そして、開業地域の住民がどのような生活スタイルなのかを知る必要があります。郊外の場合、「駅前」といっても駐車場が必要な場合が多くあります。車社会の地域では、入りづらい駐車場の店舗はまず集患に苦労します。

③自宅開業のメリット

自宅開業はなんといっても、家賃がかからないことが最大のメリットです。しかしながら、さまざまな場面で家族を巻き込むことになります。本人や家族のプライベートの問題もあるでしょう。

また、長期的な事業の発展性を考えた場合、院長自身が現場を離れることが多くなると思いますが、自宅ではそれがむずかしくなるという問題もあります。

やむを得ず自宅で開業する場合は、以上のデメリットを避けるためにも次の条件をできるだけ守るようにしましょう。

・患者玄関と家族玄関を分ける
・院名に名前(姓名)は使わない
・患者の動線と家族の生活動線を完全に分ける
・家族や自身の出入り口が見えないようにする

一昔前までは、このような治療院が多く存在していましたが、現在のように厳しい競争のなかでは、自宅開業はあまりお勧めできません。

④テナント選びのポイント

ターゲットが決まり、開業場所も決まりました。次はどのテナントを選ぶかです。面積や家賃の価格はターゲットや地域性によるでしょうが、テナントを選ぶ際にはいくつかのポイントがあります。

ここでは、立地や外観、建物の構造などではなく、経営的に開業の際に選ぶべきポイントをお伝えしたいと思います。

●スケルトン物件は費用がかかる

治療院の内装設備は、飲食業のように凝った内装にする必要はあまりありません。ということは、最初からある程度の設備がついていれば、内装費を安くあげることができます。壁も天井もないスケルトン物件は非常にお金がかかります。

また、スケルトン物件は、退去の際も完全スケルトン返しの契約が多いですから、退去の際のリスクにもなります。

●残置物と設備の違いを理解しているか

設備で一番お金がかかるのが、業務用エアコンと自動ドアです。これが前オーナーの残置物なのか、物件の設備なのか。この2つだけで100万円くらいの差が出てきます。また、ランニングコストも大きく変わってきますので、テナント選びの際には大変重要な事項になってきます。

残置物とは、前オーナーが残置したものなので、壊れてメンテナンスが必要な場合、大家さんは費用の負担をしてくれません。しかし、設備の場合はすべて家賃に含まれていますので、ほとんどの場合は大家さんが故障などにも対応してくれます。

エアコンが残置の場合は、何年経過しているのか、メンテナンス状況はどうなのかをしっかり確認してください。10年以上経過しているものは注意が必要です。しっかり試運転をして状況を確認しましょう。自動ドアも同様です。

以前の店舗がどのような店舗だったかも、大きく影響します。たとえば、焼き肉屋さんについていたエアコンは油の臭いが残り、とても使い物にはなりません。

●水回りの位置に注意

水回りの工事も大変なコストがかかります。特に場所を移動したり、新しく配管をしたりすると思わぬ出費につながります。

治療院でよくあるのが、洗濯機置き場の排水工事です。テナントは住居ではないので、洗濯機置き場がない場合が多いです。排水と給水の工事には結構なコストがかかります。

また、トイレの位置も重要です。こちらも現況でトイレがあるのかないのか、場所を変えるのかどうかなど、業者と綿密な打ち合わせが必要です。

●大家さんの経済力と人柄

大屋の経済力と人柄は、後の治療院経営に大きく影響します。

どのような大家さんがよい大家さんかといえば、経済力があり余裕がある方です。各種交渉事など、治療院を運営していればさまざまなことがあります。看板の設置一つにしても大家さんの一声でＯＫであったり、拒絶されてしまったりします。

もちろん、日ごろからきっちりとご挨拶などをしておきましょう。お中元、お歳暮は欠かさずに送ってください。

●大家さんや不動産会社に治療院事業のメリットを伝える

大家さんや不動産会社にわれわれの事業を理解していただくことで、今後の交渉や安心感が変わります。私はいつも、不動産業者もしくは大屋さんに「テナントを治療院に貸すメリット」をお話ししています。

「火も油も使わない。食品も扱わない。派手な内装もしないのでテナントを傷つけることはありませんよ」

「在庫をたくさん抱える商売ではないので、倒産して夜逃げするようなことはありませんよ」

「臭いや音もほとんど出ませんので、ご迷惑になるようなことはないと思います」

「地域のみなさんに喜ばれる治療院という業種ですから……」

このようなことを理解していただくことで、他の業種とそのテナントを競り合った場合、たいてい大家さんも不動産業者もわれわれを選びます。

4 あなたの技術はいくらで売りますか？

治療院という大きなくくりで考えると、値段設定はさまざまになります。健康保険を使える国家資格者もいれば、民間資格の治療家もいるからです。

ここでは、健康保険、自費にかかわらず、どのように価格設定を考えればよいのかお伝えしたいと思います。

●手順① 経費から逆算して総売り上げを考える

治療院でかかる経費は、家賃と光熱費、人件費で、あとは機械設備があれば減価償却費くらいのものです。ここから単純に計算して1カ月の目標売り上げを決めましょう。

ひとりでの開業で、特に医療機器なしの場合、家賃15万円、光熱費3万円、通信費1万円、そのほか1万円で合計20万円だとすれば、あとは自分の報酬をいくらに設定するかだけのことです。

そこで自分の報酬の考え方にルールを決めないと数値が決まりません。ズバリ、雇われていたときの給与の3倍をＭＡＸに考えましょう。そして、報酬の最低ラインは2倍に設定してください。これは開業のリスクと税金、保険料などを考慮に入れると、雇われていたころと同じ安定を得るための目安とお考えください。

以前が25万円の月収であったならば、自分の報酬は75万円になりますから、経費20万円と合わせて95万円の売り上げが目標となるわけです。そして最低ラインは、50万＋20万で70万円が売り上げ必達目標となるわけです。

●手順②　ライフスタイルを考慮し労働時間を考える

ごくシンプルに考えるのであれば、「何時間働いて目標の売り上げにしますか？」という質問です。

サラリーマンや公務員のように、週休2日、1週間の労働時間を40時間で4週間としますと、月の労働時間は160時間です。この160時間をすべて治療時間に使うとすると、月の売り上げ目標が95万円ですから、1時間当たり5937・5円です。1日当たりの売り上げは8時間で4万7500円です。

しかしこれは、8時間すべて治療の予約がある場合の売り上げですから現実的ではありません。ただ、このように考えれば、高単価で短く働くのか、低単価で長く働くのか、自身に必要な労働単価が分かるわけです。

つまり、目標値が決まれば休日も自由ですし、働く時間も自由です。繁盛治療家はこの仕組みに基づいて、うまくコントロールしながら経営をしています。

極端に言えば、週に3日しか働かなくても目標値に達すればよいのです。しかしこの考え方は、あくまで個人経営で「ひとり治療院」の場合ですので、組織にした場合はまた事情が異なります。

●手順③　目標数値は3つ決める

雇われていた時代の3倍の収入を最大予算、2倍を到達必須予算、同じ収入を撤退ラインと決めておきましょう。

厳しい話ですが、撤退ラインを決めておかなかったため、修正ができずにズルズルと赤字を続けてしまう治療家がよくいます。「これくらい」とか「だいたい」とか、あいまいな数値管理ではたいていうまくいきません。

さあみなさん、だいたいの自分の商品の価格を考えることができましたか？　すべては逆算からはじめてください。

・どれくらいの収入がほしいのか
・どれくらいの休みがほしいのか
・収入の基準はどれくらいなのか

まずこの答えをしっかりもたないと、価格は決まりません。

そして最後に、自分で価格を決めたら最も大切なことがあります。

「自分の決めた価格が市場にマッチしているか」

この答えは売り上げが教えてくれます。立てた目標に届かない場合は、

①商品力がない（治療が下手）

②宣伝力がない
③市場にマッチしていない（価格が高すぎる or 安すぎる）
以上のどれかに当てはまる場合がほとんどです。
①は大丈夫でしょうから、みなさんが最も気にすべきは③です。
特に③は、「地域」と「商品」が合っていない場合によく起こる現象です。もしあなたの商品（治療法）が高単価であるならば、お金持ちを相手にしなくてはいけません。しかし、地域性を読み違えてしまうと、そんな高い商品ではまったく売れないことになります。

いずれにしても、うまくいかなかったときのためにも、しっかり収入の基準をもっておきましょう。

5 理想の実現は後回し、まずは自分の手を信じろ！

経営する上で最も大切なことは、売り上げを上げ、利益を確保することです。

第4章では、その理想を実現するためにさまざまなことを書いてきましたが、最もシンプルに言えば「最小の投資で最大の利益を求める」ことです。治療の業界はそれができるのです。なぜなら自分が商品だからです。

極論を言えば、高価な医療機器もいらないし豪華な内装も必要ありません。設備だってエアコンとベッドがあればＯＫです。

それなのに、間違った選択をする先生を私はたくさん見てきました。開業当初からたくさんの医療機器を購入したり、豪華な内装の治療院をつくったり、業者の言いなりになってたくさんの工事をしたり、というものです。私はそのような貧乏治療家を世の中に増やしたくありません。

どうかこの本をお読みの先生は、「自分の手」を信じて最小の投資で最大の利益を求めてください。

開業を夢見て頑張ってきた先生方には厳しいお話ですが、開業はゴールではありません。最初からすべての理想を実現しようとすると必ず失敗します。

何が最も大切か？

それは売り上げの確保と利益の確保です。余分なコストは徹底的にカットしましょう。むしろコストをかける場所は、医療機器や内装ではなく広告宣伝費です。

この章で登場したA先生とB先生の開業3年後の結果を見てみましょう。

3年後、A先生もB先生も月平均売り上げは100万円だそうです。

A先生は順調な生活を送り、借金の返済をしているそうです。

一方、B先生は来年分院を開業する計画もできています。

A先生もB先生も生活は成り立っているようですが、どちらが貧乏治療家でどちらが繁盛治療家かは、もう説明は必要ありませんね。B先生は無借金からスタートしていますから、返済がありません。設備も小さいのでランニングコストも小さくすむのです。

これから先、A先生とB先生の差はますます大きく開くことになります。あまりにも単純な計算ですが、結局、開業のスタートダッシュの1000万円の違いが最も大きな差になるのです。

開業場所は？

治療のターゲットは？

料金は？

みなさんはイメージできましたか？

あいまいではなく、しっかり自分の数字を把握することが開業準備で最も大切なことになります。

◆コラム④◆　繁盛治療家は、開業時に引退も考える

第4章では開業のノウハウを書いてきました。この本の読者のみなさんは開業したばかりか、もしくはこれから開業をお考えの方も多いかと思います。

「開業することで頭がいっぱいなのに、引退時のことなんて考えられません」

これが正直なご意見だと思います。

しかし、物事にははじまりがあれば、必ず終わりがあります。つまり、みなさんが開業させた治療院にも、いつの日か終わりのときがやってくるのです。開業した院はいつか閉院のときがやってくるのです。もしくは売却や譲渡という形で自分の手から離れてゆくものなのです。

繁盛治療家になる人たちは、いつかやってくるこの閉院の日の準備もしっかりしています。

このように書くと、倒産や廃業といったマイナスのことのように感じるかもしれませんが、終わりの日とは新たなスタートの日になる可能性もあります。たとえば、店舗を大きな場所へ移転する場合や高い値段で売却するため、もしくは従業員に譲渡するためなど、前向きな終わり方も含まれます。明るい気持ちで読み進めてください。

そこで、この終わりの日がどのように訪れるのか、また、その準備とは何なのかを具体的に説明してみます。

①内装工事前の写真を保管する

テナントの賃貸借契約時には契約書を締結します。このなかには必ず退去の際の条件が示されています。

テナントでのトラブルが起こるのは、入居時よりも退去時がほとんどです。原状回復義務がどこまであるのか、原状がどんなようすであったか。証拠がなければ話し合いのしようがありません。必ず工事前の写真を撮影して保管しておきましょう。

〔写真－3〕 契約開始時のようす

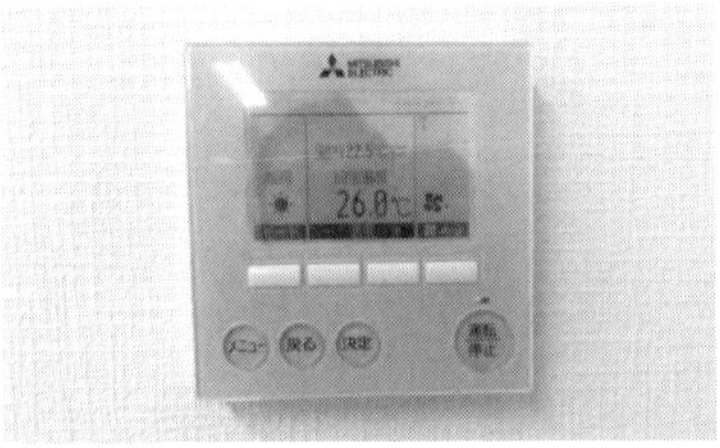

空調リモコン

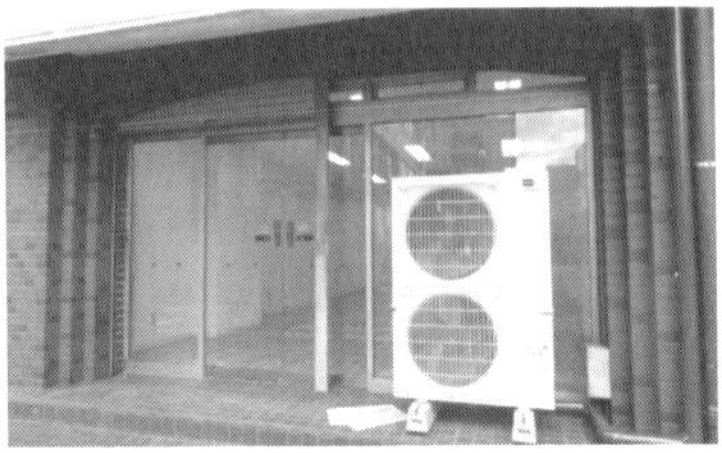

ファサード（電飾看板も確認）

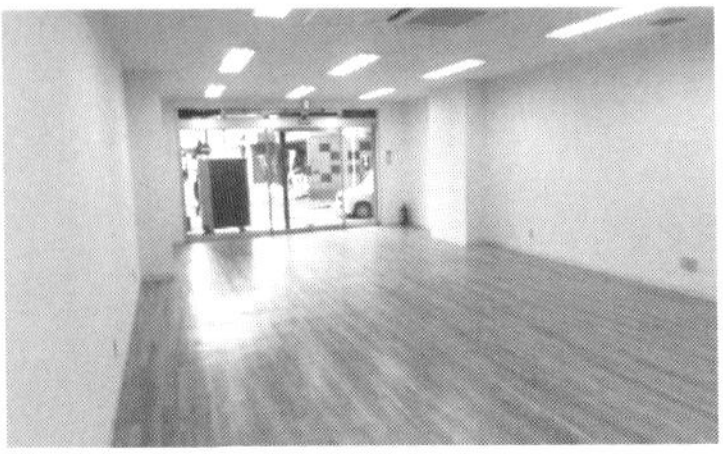

室内

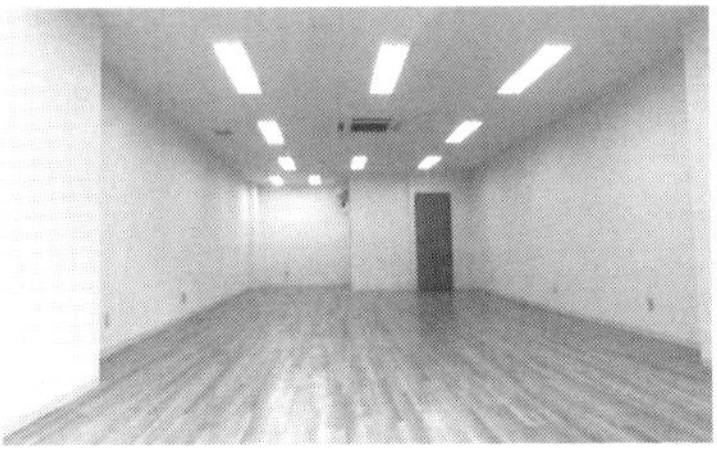

室内

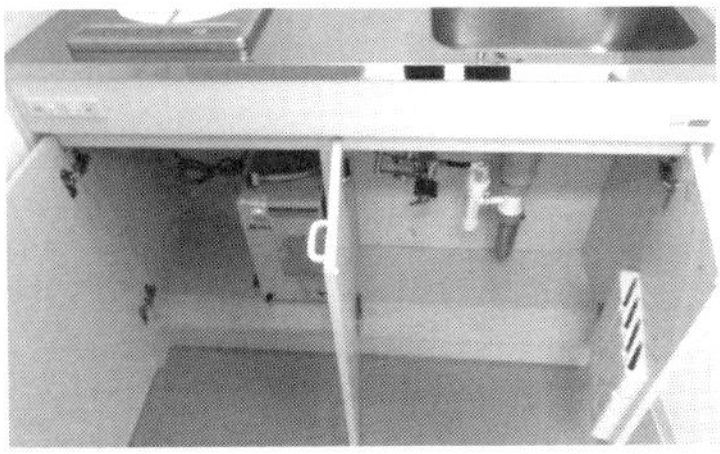

ミニキッチン（電気温水器も確認）

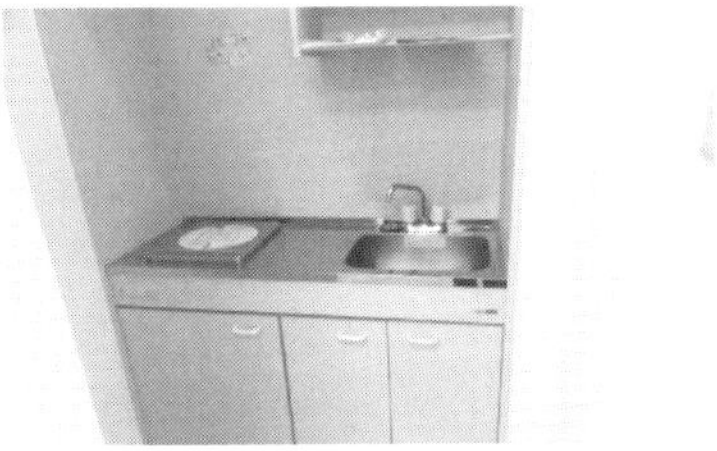

ミニキッチン

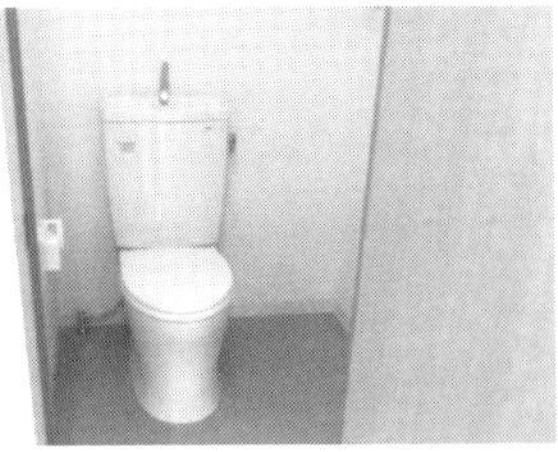

トイレ

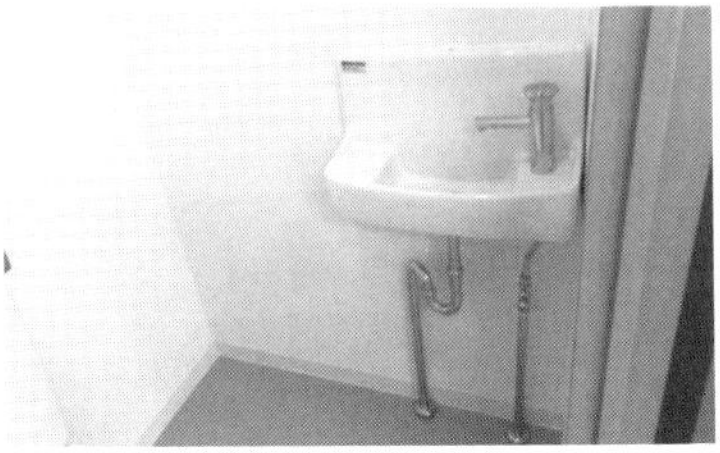

トイレ内手洗い

また、設置する設備が撤去の際に容易かどうかを、開業時に工事業者と打ち合わせしましょう。

開業時に「こうしたい」「ああしたい」と凝った内装にしてしまうと、退去の際に困ることが多々ありますので、注意しましょう。

②院名を自分の名字にすると売りづらい

開業時にあなたの名前が入った治療院名ではじめた場合、あなたの名前で地域に認知されて口コミが広がります。しかし、その院名の治療院を誰かに売却したり、譲渡したり、もしくはあなたの従業員に任せるとなったとき、どうなるでしょうか？

あなたの次にその治療院を経営する人は、おそらく治療院名を変えることを余儀なくされます。そうなった場合、あなたがいままで積み上げてきたものが少なからず失われることになります。ですから、将来の売却や譲渡も考えた治療院名で開業することをお勧めします。

では、どのような治療院名が売却、譲渡しやすいか考えてみましょう。

よくあるのが、「たんぽぽ治療院」「さくら治療院」「すみれ治療院」など花の名前や、「あおぞら整骨院」「ぽかぽか整骨院」など院のイメージを表したような名称です。

しかし、これらはあまりお勧めできません。なぜなら、次に譲る先生が筋骨隆々の人でしたら、「たんぽぽ治療院」のイメージと違いますし、アスリートの治療が得意な先生に「ぽかぽか整骨院」の院名はちょっとおかしいと思います。

私が最もお勧めするのは、普遍的な地名、駅名などの入った名称です。これでしたら誰が経営しても地域名ですので、大きなイメージの変化はありません。「○○駅前治療院」「○○通り治療院」「○○2丁目治療院」などは、次の院長がどのような人でも通用します。

③売却しづらい医療機器は買わない

最近の医療機器は、コンパクトで移動がしやすいものが多くなっています。しかし、なかには大きくて設置や撤去に手間がかかるものもあります。そうしたものは、できるだけ避けるようにしましょう。また、あなた独自の改造品や特別仕様のものは、あなた以外には使えませんので、売却などの際には足かせになってしまいます。

医療機器で譲渡などの際、名義変更が必要になる場合には、一度メーカーに点検に出さなくてはいけない決まりがあります。つまり、中古品扱いになります。その際にかかる費用が大きいと、売却が難しくなったり、後から買い主に請求があった場合にトラブルになったりするケースがあります。

各種機械メーカーによって、その費用もさまざまです。購入するときは比較的安価なものでも、そのメンテナンス料金が高額になるメーカーもあります。購入前には、そのような情報も気にしましょう。

このように、事業を売却する場合もありますし、譲渡する場合もあります。もしあなたの身に何かが起こってしまった場合、売却か廃業をしなくてはならなくなります。そうした事態も考えておかなくてはなりません。つまり、リスクヘッジです。うまく治療院を大きくして、高い値段で売却することができれば、あなたの老後の資金とすることもできるのです。

いずれにせよ、いつかは必ず訪れる治療院の終わりも見据えて最初から準備しておきましょう。ここで紹介した①②③のノウハウは、事業を拡大する上でも売却・廃業する場合でも、必要な準備であることは間違いありません。

第4章まとめ　治療家と人生計画

開業の準備や計画は、自分の人生の計画と同時進行です。治療家人生とあなたの残りの人生はイコールです。その覚悟で計画を立てましょう。自分の人生ですから、いい加減な計画は立てられません。もちろん言い訳もできません。

「繁盛治療家＝繁盛人生」

「治療家あるある――おもしろ話」

高校生の夢

私　「○○君は高校を卒業したら大学進学？　専門学校？　就職？　将来何をやりたいの？」

高校生　「そうっすねぇ。先生みたいに接骨院やりたいっす！」

私　「おぉーいいねえ。なんでそう思うの？」

高校生　「えーと、何か儲かってそうだから」

私　「あっそう（汗）。……まぁね。でも、まぁ厳しい世界だよ……」

高校生　「まぁ。ほかにやりたいこともないし、とりあえず専門学校行ってみます」

「とりあえず」の気持ちでは絶対に苦労する柔道整復の学校ですが、そこに進学したこの高校生は留年し、心配したとおり大変苦労しましたが、いまでは「とりあえず」の気持ちを改心し、立派な治療家として弊社で日々治療に励んでいます。

第5章

信頼を売り上げに変えて治療院を次のステップへ

1 治療家もビジネスマン

治療家もビジネスマンです。ビジネスマンと言われると心配になるかもしれませんが、この本をお読みの方なら大丈夫です。なぜなら、ビジネスに興味があるからこそこの本を手に取ってくださったのでしょうから。

ここでは、いま一度治療家としての心得に加えて、ビジネスマンとしてのスキルを高めていただき、「治療家ビジネスマン」の心得を身に付けてください。

治療院の先生は、勉強が好きな方が多いのですが、なかなか「経営」「ビジネス」の本を手に取ってくれません。また、経営セミナーを開催しても、集客に大変苦労するのが現状です。ところが、治療技術の勉強となりますと、途端に熱心になります。

どうか、治療と経営の両方のバランスをうまく保ってください。

「治療家ビジネスマン」になるために、いまからやるべきことをお伝えしましょう。

世間では当たり前ですが、治療院の先生たちが意外とできていないことが多くあります。

その代表的なものを挙げてみましょう。

①繁盛治療家はスーツを着て出勤する

みなさんはどのようなスタイルで通勤していますか。

ジーパンにＴシャツで通勤する先生やサンダル履きの先生など、時折、常識を疑う格好で仕事場に通勤する先生を見かけます。「治療院は自宅の隣だから」とか、「どうせ白衣に着替えるから」とか、そんな言い訳をする方は、繁盛治療家失格です。

スーツと書きましたが、毎回、ビシッとビジネススーツを着ろとは言いません。ただ、ＴＰＯに合わせてスーツくらいは持っておきましょう。通勤姿を誰に見られているか分かりません。通勤時でもせめて「先生」らしい服装にしましょう。

当然、昼休みに白衣のまま買い物に行くなんて、もってのほかです。

②繁盛治療家は鞄と時計を持つ

毎日持つ鞄は、高級でなくてもかまいません。しかし、外部のセミナーや他業種の集まりなどには、少し高級な鞄を用意しましょう。見えを張るのも大事な要素です。あなたの治療院ではあなたは「立派な先生」かもしれませんが、外の世界の人から見ればひとりの社会人です。よい鞄を持ちましょう。

また治療家は、普段時計をしません。なぜなら、患者を触る際に危険だからです。しかし、外の世界に出るときは時計をきちんとしてください。他業種のビジネスマンを見ても、鞄と時計くらいは持っていたほうが安心です。

③繁盛治療家の名刺はここが違う

みなさんは名刺を持っていますか？　私は多くの治療家向けセミナーを実施してきましたが、名刺を持っていない治療家を多く見かけます。しかし、名刺交換はビジネスチャンスをつかむ第一歩ですから、とても大事です。

名刺の記載内容も大事です。住所、電話番号、メールアドレス、治療院名は当たり前ですが、そのほかにご自身の写真を入れるといいでしょう。

治療家でしたら「何療法の治療家なのか」を記し、裏面には診療時間や治療院の地図などを入れるのもよいでしょう。

名刺から利益につながる、つまり患者が増えることを理解し、常に携帯してください。

知人　「こちら○○先生といって、△△療法で有名な先生なんですよ」

初対面の人「へー、今度治療受けてみたいなぁ。どこにあるんですか？　何時までやってます？」

先生「えーとJR○○線の□□駅から……、えーと午前は……土曜日は……」

これではビジネスになりません。きれいな名刺があれば一発です。

④繁盛治療家は電話に出るのがうまい

繁盛治療家の電話対応は訓練されています。

電話の印象は、最初の声のトーンで決まります。明るく丁寧で分かりやすく、院名をしっかり答えましょう。

自宅の電話ではないので、「もしもし○○治療院ですが」みたいな応対ではダメです。一流サロンやホテル、美容院などの応対を参考にしてください。もっと詳しく勉強したい方は専用のセミナーも多数あります。

「お電話ありがとうございます。○○治療院です。担当○○がお受けいたします」

これくらいの感じでいかがでしょう。すらっと言えますか？

私は、電話応対1つで予約率が変わった事例をたくさん見てきました。また、こうした対応は、患者に対する治療態度にも大きく影響します。

⑤繁盛治療家はパソコンを使いこなす

繁盛治療家は、パソコンが好きです。患者のデータも売り上げのデータもパソコンで管理します。しかし、残念ながら治療の業界はパソコンが苦手な方が多く、人任せ、もしくは食わず嫌いになっている先生を多く見かけます。治療の勉強も大切ですが、パソコンの勉強も逃げずに挑戦していただければと思います。

また現在は、インターネットでの集客など、ネット上での宣伝が非常に大切な時代になっています。もう「分からない」ではすまされないのです。

次のステップに進む前に、以上5つのポイントをクリアしましょう！

2　前職の経験を活かそう

治療院の業界は、転職組が非常に多いことも特徴の1つです。ご自身の治療院をプロデュースする際には、前職の経験を多く取り得る工夫が必要です。また、そのことを患者にも伝えて、自分の治療とリンクさせるようにしてください。

いままでに積み上げてきたキャリアを、活かさない手はないのです。

この項では、前職の経験を活かして開業した繁盛治療家のケースを紹介しましょう。

①整体師（元スポーツインストラクター）

元スポーツインストラクターで、スポーツ選手や若年層をターゲットに、ストレッチをふんだんに取り入れた整体術を提供しています。それに付随した筋肉トレーニングやテーピング療法などにも定評があります。インストラクター時代の顧客もうまく継続して治療に引き込めているので、経営も安定しています。

②整体師（元建築士）

元建築士で、人体の骨格を建築物にたとえ、患者に上手に説明しています。メインの治療技術は建築物の構造に基づいた理論で、骨格調整を中心に集患しています。理論がしっかりしているのと、模型を使った説明が評判を呼び、盛業中です。

③鍼灸師（元プログラマー）

長時間机に向かう仕事で、ひどい肩こりを経験する人は多いと思います。まさに彼自身もそうでした。彼はプログラマーのときの経験を基に、肩こり専門の鍼灸院を開いています。

パソコンを長時間扱う人の肩こり施術を得意としており、また、最近ではプログラマー経験を活かし、治療院の売り上げ管理システムをつくり、自院にて試験運用し、他院への販売を考えています。さらに、肩こりにならないマウスなどの開発にも力を注いでいます。

④柔道整復師（元銀行員）

元銀行員で、矯正術をメインにした自費治療割合の高い整骨院経営を行っています。元銀行員らしく、会計の分野で卓越した力を発揮し、初年度から黒字化しています。

早々に銀行からの融資を取り付け、分院展開をはじめました。基本となる治療技術もしっかりしている上、銀行員ならではの管理術で、毎年利益を出しつづけています。

これらは、ほんの一例ですが、前職の経験を直接治療に活かしてもかまいませんし、間接的に経営に絡めてもよいでしょう。

あなたは、いままでの経験で自分が最も得意だったことは何でしょうか？

この話をすると、「いやー、前職のことは忘れたいので」とか「まったく関係ない仕事だったので」「前の仕事が嫌になって辞めたので」という声がよく返ってきますが、私にはまったく理解できません。

いままでやってきたことを否定せずに、表にどんどん出していきましょう。人生に無駄な時間なんて存在しません。その貴重な経験を治療に活かして、誰かの役に立てるのです。それは素晴らしいことではないでしょうか？

それでも特徴が見つけられない方は、「人生の棚卸し」をしましょう。生まれてから大人になる過程でどんな経験をして、どんな喜びや悲しみ、苦しみと向き合ってきたのか、これらを文章にしましょう。

なぜそんなことまでするかといえば、治療家は人の人生に影響を与える職業だからです。

ぜひ自分の人生の特徴を見つけ、前職の経験だけでなく、あなたの人生そのものを懸けた繁盛治療院をつくってください。

3 治療技術以外のものも売れ！

さまざまな工夫を凝らして治療院を開業し、患者が集まるようになったら、治療技術以外のものも売りましょう。

では、治療技術以外のものとは何でしょうか？

まず1つ目は物販です。物販をする上で大切なポイントがありますので、ここで書きたいと思います。

①物販で大きく儲けようとしない

基本的に、治療院の先生方はモノを売ることが下手ですし、あまり売ろうとしません。

物販をすることに抵抗感をおもちの先生も多いようです。

もしもあなたがそのような考え方をもっているとしたら、発想を少し変えてみましょう。

売り上げのために物販をするのではなく、患者のために、治療に必要なものを必要なだけ販売してさしあげると考えてください。それが治療効果を倍増させることになる商品であるならば、むしろ販売しないことは治療家としては失格なのです。そう考えれば、世の中にはよい商品がたくさん流通していることに気付きます。

そしてきちんと定価で販売してください。商品には仕入れ値と販売価格があります。定価で販売すれば赤字にはなりません。大きく儲けなくてかまいませんから、まずは患者のためになるものから販売をはじめましょう。

②自分の知識やノウハウとリンクしている商品を売る

高齢者が多い治療院で、スポーツ用のサポーターは売れません。また、女性専用の治療院で男性用サポーターは売れません。極端ですがこういうことです。

自分の得意としている治療法の補助、もしくはそれと関連する商品を販売することを心がけましょう。普段、治療で使うオイルや軟膏《なんこう》を自宅用に販売したり、洗い替えで必要なテーピングやサポーターなどを販売したりすることです。そのような売り方は、効果的でいいと思います。

〔表－4〕　スクールの事例

某鍼灸院開催	「東洋医学講座」	月1回開催	半年間30000円
某整骨院開催	「ストレッチ教室」	月1回開催	1時間3000円
某整体院開催	「産後の骨盤体操教室」	週1回開催	月会費4800円
某マッサージ治療院開催	「赤ちゃんマッサージ教室」	随時	1回1000円

③在庫を持たない。消費期限のあるものは避ける

できる限り在庫は持たないようにしましょう。売れるものを売れるだけ注文してください。使用期限のあるものは避けるべきです。間違って期限切れの商品を販売してしまったら大変なことです。テーピングなど、一見使用期限がなさそうなものにも注意が必要です。在庫を持つ前に確認しましょう。

2つ目は、知識やノウハウを売るという方法です。治療家になるためには多くの勉強をされてきたことでしょうから、それらの知識を使ってスクールを開講することをお勧めします。

「スクール」というと、大げさに感じるかもしれませんが、そんな大掛かりなことではなくて、治療院がお休みの日にわずかな時間だけ開講するのです。

いくつかうまくいっているケースを上の表でご紹介します。ぜひ参考にしてみてください。

このように繁盛治療院では、ノウハウを商品として提供しているのです。また、これらを地域のカルチャースクール情報などに載せて広く宣伝してもいいでしょう。スクールには、現在通院中の患者が新患を連れてきてくれるかもしれませんし、スクールの生徒が、いざどこかを痛めてしまった際に、治療院を利用してくれるかもしれません。また、スクールを開くことによって、治療のような1対1の関係ではなく、1対大勢で仕事ができますので、利益率的に考えても悪くはありません。

治療技術以外のものが売れれば、繁盛治療家になることは間違いなしです。治療院経営のビジョンのなかに、こういったこともしっかり入れておきましょう。

4 自分の技術をシェアしよう！

よく治療家の先生のなかには、「この技術は誰にも教えない」とか「技術をまねされたらどうしよう」などと、ご自分の得意とする技術を秘密主義のように公開しない先生も多くいらっしゃいます。

私は逆だと思います。先生しかできない技術であるならば、余計にその技術を公開してシェアするべきです。もちろんタダでというわけではありません。しっかりとセミナー料金を頂戴できる商品として販売するのです。

「そんなことをしたら、自院の患者が減る」

そんなケチな発想ではいけません。先生のまねをしても、そう簡単に患者の信頼までも奪い取ることはできません。

また、簡単にまねできる技術であるならば、もともとそれほど価値がない技術であるということです。

あなたがもし繁盛治療家になろうとするならば、技術のシェアは必須です。なぜなら、その行為自体が自分の分身を世の中に広めることになるからです。すなわち自分の治療院の規模を大きくするためには、自分の分身を数多く育て、自分が現場にいなくても治療院が機能する状態をつくり上げなくてはならないのです。この行為こそが治療院を次のステップへと大きく飛躍させることにつながるのです。

では、繁盛治療院B先生が自分の技術をどのように公開していったのかをご紹介しましょう。

●ステップ1

「繁盛治療家B先生が技術を大公開セミナー」を実施

1day開催　3時間　参加費1万円

こちらのセミナーでは、技術の理論と実際の施術の見学会を開き、数名の参加者に患者役として技術を体験させます。

この日の目的は、あくまでも技術の素晴らしさを紹介することだけです。そして「自分もやってみたい」と思ってもらうことが最大の目標になります。

その上で、ステップ2への勧誘を行います。

●ステップ2

ステップ1受講者向けの「ステップアップセミナー」を開催します。内容は実際に施術の指導をして、商品として患者に提供できるように指導します。

3days開催　6時間×3日間　参加費20万円

このステップアップセミナーには、セミナーの売り上げ以外の大きな目的があります。

これだけの金額を払ってあなたのセミナーを受講したいと思っている人たちは、すでにあなたのファンであり、あなたの技術の伝承者になる可能性のある人たちです。

このステップ2のセミナーでは、センスのいい人をスカウトする準備をしておきましょう。

すでにあなたのファンになっている施術者を従業員として採用できることは、あなたの治療院にとって大きなプラスになります。

●ステップ3

あなたの技術セミナーを受講した人たちを仲間にします。

「繁盛治療家B先生治療協会」をはじめましょう。

月1回の練習会と情報交換会を実施します。1回の参加費は5000円程度に抑えます。

そしてコミュニティーが大きくなってきたところで、次の商材を投入していくのです。それは、あなたがいままで販売してきた治療方法であったり、独自の物販などです。

これらのセミナーを繰り返していくうちに、B先生はたくさんの優秀な従業員と仲間を手に入れることができました。

このような上手な仕組みは簡単につくれるものではありませんが、少しの技術のシェアから可能性が大きく広がることはご理解いただけると思います。

「繁盛治療家は自分の技術をシェアする」

覚えておいて損はありません。

5 お金が余ったら広告宣伝費に回せ!

繁盛治療家にも「落とし穴」があります。

治療院が盛況で、セミナーも実施し、どんどん売り上げが上がります。つまり、お金がたくさん手元に残るようになります。

こうなったとき、あなたならどうしますか? 高級車やブランド物のバッグを買いますか? 海外旅行に行きますか? 夢はどんどん広がりますよね。

しかし、ちょっと待ってください。高級車やブランド品を買うことがいけないとは言いませんが、この本をもう少し読み進めてから検討しても遅くはありません。

率直に言いますと、余っているお金はすべて次のステップへの投資に回すべきです。主に広告宣伝費に回すべきです。治療院のホームページの充実や新聞の折り込み広告、セミナーの告知でもかまいません。

うまくサイクルが回れば、さらなる大きな利益を生み出せるからです。

私は繁盛治療家も貧乏治療家も数多く見てきました。そのなかには、繁盛治療家から貧乏治療家に転落してしまった先生もたくさんいました。そういった先生には多くの共通点があります。

ここでは「転落治療家になりやすい特徴」として7つ挙げておきますので、よく理解しておいてください。そして、しっかりと次のステップに進めるように自分に当てはめて考えてみましょう。

〈転落治療家になりやすい7つの特徴〉

①節税のことばかり考え、無駄な消費を繰り返す

「節税のため」と言って高級外車に乗ったり、余分なものを購入したり、保険に入ってみたり、あまりにも馬鹿げた経費の使い方をしていると必ずそのツケが回ってきます。

②高慢な態度になり、世間から隔絶される

儲かってくると、突如態度が急変する先生がいます。そういう先生の末路は悲惨で、いざというときに誰にも助けてもらえません。謙虚な態度は絶対に忘れてはいけません。それは患者に対してだけではなく、出入り業者の方などに対しても一緒です。

③平日に平気で休むようになる

診療日のはずなのに、突然休診にしたりする治療家がいます。

これでは地域の患者からの信頼を失ってしまいます。計画的な休みや突然の身内の不幸ならともかく、せっかくあなたの治療院を選んでくださった患者の期待を裏切るような休み方をしてはいけません。

④患者の都合より自分の都合で考えるようになる

開業当初は患者の都合を考え、患者の期待に応え、よい先生だったはずなのに、繁盛しはじめた途端に、治療の予約をキャンセルしたり、変更させたりする治療家を見かけます。1回、2回ならまだしも、数回になると患者もあきれて治療に来てくれなくなります。これも自分の技術にうぬぼれ、高慢になっている証拠です。

⑤自分の治療が世界一と思い込み、ほかの技術や知識を吸収しようとしない

すごく勉強家であった先生が突如勉強しなくなります。さらに、自分以外の治療家の悪口を吹聴するようになったら重症です。もう新しい技術も知識も吸収できません。

医療は日進月歩です。新しい知識を求め、アンテナを張っていない治療家に明日はないのです。

⑥同じ業種の人としか関わりをもたない

同業種の人としか関係をもたないと世界が狭くなります。

では、なぜ同業種とつるみたがるのか？　それは安心だからです。業界の中にいれば、

すでに繁盛治療家という地位が確立されているからです。
このような方にも明日はありません。新しい情報やアイデアは他業種から入手できるのです。

⑦治療にまったく関係ない商売をはじめる

私が見てきた繁盛治療家で最もひどいのは、まったくの素人にもかかわらず、ラーメン店を副業としてはじめた先生でした。見事に3カ月で閉店しました。せっかく治療院で稼いだお金の多くを失ってしまいました。

このように、少し儲かっただけで己の治療家として生きていく覚悟を忘れ、高慢な態度になり、謙虚さをなくしてしまうと、あっという間に貧乏治療家に転落する落とし穴にはまります。

この本をお読みの方は、次のステップへ進むために、いま一度自分自身を見つめ直しましょう。

◆コラム⑤◆ 繁盛治療家は地域のうまい店を知っている

開業して経営が安定し、生活が安定しても、「油断して無駄な浪費をしないでください」と第5章では書いてきました。

しかしながら、お金に多少のゆとりが出てきたら、もちろん外食や買い物を楽しんでいただいていいと思います。

ただ、そんなときはできるだけ治療院のある地域でお金を使ってください。ご自身の治療院がある地域の飲食店や小売店をたくさん利用するようにしましょう。

繁盛治療家になると、途端に地域の飲食店や小売店を避けるようになる先生をよく見かけます。売れっ子になってくると、プライベートと仕事を分けたいと思う気持ちが出てくるのは多少理解できますが、そんなことをしていたら、あっという間に貧乏治療家に転落してしまいますよ。

「むやみやたらに地域にお金を落とせ」と言うわけではありません。次に挙げる点に注意して、地域のお店を利用しましょう。

①まずは患者のお店に行け！

商売とは「お互いさま」の精神が非常に大切です。自分の治療院を利用してくれている患者のお店を積極的に利用しましょう。

その際にも注意は必要です。あなたにとっての「よい患者」と「苦手な患者」がいると思いますが、それと同様に、今度はあなたがそのお店にとっての「よい顧客」でいられるようにしましょう。

普段は優しくていい先生なのに、顧客になったら横柄でマナーが悪い客では評判を落としてしまいます。

②名刺とパンフレットを常に持ち歩け

近所の流行っている飲食店などには、必ずパンフレットを置いてもらいましょう。顧客ですからむげに断られることもないでしょう。断られた場合でも、すんなり引き下がりましょう。しつこいと嫌われます。

③多少の見えを張れ

超高級品や高級な飲食店通いばかりを繰り返しては、地域での評判が下がってしまいますが、あまりにせこいと、地域の方からの信頼を失います。流行っていない先生に誰も自分の体の治療をお願いしたいとは思いません。

④よい口コミをたくさんしよう

地域のお店を利用したら、どんどん口コミしましょう。しかも、お店にとってよい情報ばかりを発信しましょう。

繰り返しになりますが、商売は「お互いさま」です。よい口コミをたくさんすれば、いずれあなたの治療院のことを宣伝してくれます。逆にどんなにダメなお店でも、同じ地域にあるお店の悪口を言うのは言語道断です。

患者とのコミュニケーションとして、地域のお店を話題にしましょう。その際にどんな悪い情報が聞こえてきても無視してください。誰かの悪口を言う人は、いずれあなたの治療院のことを言うのも悪く言う可能性が高い人ですから。

⑤治療院のブログやSNSに地域のお店をアップしよう

地域のお店を訪問したら、必ずブログやSNSにアップしましょう。いい情報を流してもらえれば店主もうれしいはずです。そして、それらを繰り返しているうちに、地域の方は、あなたを地域の情報通であると認識してくれるでしょう。

このような治療以外の行動も、地域の信頼を勝ち取るための大切な要素なのです。勝ち取った信頼は、すべてあなたの治療院に返ってきます。大きな治療院で従業員がいる場合は、従業員にも同じような考え方をもってもらいましょう。

恥ずかしながら以前、私の経営する治療院の若い従業員が、地域の患者の居酒屋で泥酔してしまい、嘔吐《おうと》し、大変なご迷惑をかけてしまったことがありました。当然のことながら従業員全員で掃除をさせていただき、翌日、謝罪に行きました。このようなことは絶対にあってはならないのです。

従業員の失態は経営者の責任です。あなたの行動は地域の人たちに常に見られていることを自覚しましょう。

第5章まとめ

繁盛しても謙虚に

「実るほど頭《こうべ》を垂れる稲穂かな」

私が繁盛治療家になったとき、尊敬する元上司が贈ってくれた言葉です。

「先生」と呼ばれ、患者や部下に囲まれて、それに慣れて謙虚さを失うことがないようにしなければいけません。でなければ、あっという間に転落治療家の道に進みます。

「治療家あるあるーーおもしろ話」

パソコンに苦戦する治療家

治療家　「いやー、パソコンは苦手でね。まったく分からないんだよ。教えてもらえる？」

私　「もちろんですよ。では、あとで伺いますのでパソコンを立ち上げておいてください」

治療家　「分かった。立ち上げておくね」

私（ん？　何か悪い予感が……）
院に到着すると不自然に立てかけたノートパソコンが……。
私（やっぱりー。嫌な予感的中。黙って電源を入れて説明をはじめる）
治療家「いやー、悪いね。全然はじめてでまったく分かんないいんだよね」
私「あぁそうですか。ではまずこちらをダブルクリックしましょう」
治療家「それができないいんだよなぁ。それそれっ！」
私「え!?　右と左を同時に押してもダメですよ……。ダブルクリックって……」
治療家「えっ、どういうこと？」
私「んー、まずパソコン教室に行きましょう（笑）」
治療家「そうだな。じゃ飲みに行くか（笑）。電源切るね」
コンセントを抜いて「ブチ」。
私「あっ！（焦）」

この先生、治療は一流なんだけどなぁ。

第6章

分院展開で事業を拡大する

1 自分の技術をシェアしよう！

いまのあなたは、最初の開業に成功されて、ある程度の資金的余裕ができました。次のステップを考えて、従業員に分院を任せようとしています。すでに従業員にはしっかりと技術とノウハウを教育してきたことでしょう。

この項では、そんな従業員が分院で活躍していくためのノウハウをお伝えします。

はじめての分院展開はかなり不安です。本院の先生が自分で現場に出たくなってしまうようすをたくさん見てきました。

患者が定着するまでは週に3日だけ分院で治療したり、新患だけは診療したり、分院長の治療に口を出したり、というものです。

しかし、お気持ちは痛いほどよく分かりますが、これは絶対にやってはいけません。なぜなら、あくまでも分院の主役は任せた従業員であり、あなたではないからです。あなたはいつも分院にいられる立場ではないですし、いつかは本院に戻らなければならないからです。

治療院という性質上、患者は施術者についてくる場合が多いです。ですから中途半端にあなたが手を出してしまうと、それだけ患者の定着率が悪くなると考えてください。

また中途半端に手を出すことによって、分院長のモチベーションの低下にもつながります。人は信頼されるからこそ、その期待に応えたいと思うものです。

分院成功のカギは、あなたが一院目の治療院を成功させた治療方法と運営ノウハウをうまくシェアすることだけです。

ですから、あなたが現場で治療しないことはもちろんですが、運営方法についてはいままでのスタイルを絶対に変えてはいけません。

あなたの従業員はあなたの下で勉強し、経験を積んできました。ですから、あなたが体験したことのないことは従業員もできません。

分かりやすい例でいえば、立地や治療院の環境、医療機器などは同じでなければなりません。郊外の治療院で成功したのに、駅前でやろうとしてもうまくいきません。

意外と分院をやる際に多いのが、本院にない機械を導入して、従業員が使い切れずに無駄になるケースです。あるいは、まったく違うスタイルの分院を開業して、うまくいかないケースもあります。私はこのような治療院をたくさん見てきました。

本院が成功したから、分院が展開できるのです。やったことのない、裏付けのない経営をしてはいけません。そんな分院を任せられる分院長はかわいそうです。

分院がうまくいかなくなると、必ず本院の経営にも影響します。このような無謀な挑戦は絶対にしないでください。

あなたの技術やノウハウをシェアできないような分院は絶対にやらないようにしましょう。いままで大切に育ててきた大切な従業員やお金を失うことになるかもしれません。

「あなたの積み上げてきた技術をシェアして、店舗を展開しましょう」

2 分院展開は無理してやるな！

この項では、すでに成功されているあなたが多店舗展開で技術をシェアして、さらに事業を拡大するためのノウハウをお伝えします。

ここで気を付けなければいけないことは、決して無理をして分院展開をしないことです。それは、人・モノ・お金すべてにおいて言えることです。

1店舗目が繁盛治療院に成長し、継続して患者を集患でき、経営が安定しているからこその分院展開と考えてください。つまり、現在経営中の余剰人員や余剰金を分院展開に回すのだと考えれば分かりやすいと思います。

2店舗目の出店で、いきなり銀行から多額の融資を受けて出店するというのはリスクがあると思います。


私に寄せられる相談で最も多いのが、2店舗目の治療院の経営がうまくいかないというものです。このなかで最も重症なのは、お金の悩みです。無理をして2店舗目を開業したために資金が回らなくなり、本院の経営もうまくいかなくなったという悪循環を多数見てきました。

このような事態にならないように、以下の項目を必ず守って分院の開業計画を作成しましょう。

●分院成功法則① 分院開業資金の考え方

本院の利益以上のお金を使わないでください。もちろん、あなた自身の報酬を差し引いた後に残る金額のことです。

個人事業の場合、経費を差し引いて残ったお金は全部自分のもののように考える先生もいますが、それではいけません。自分の報酬がいくらなのかを明確にして、それでも残ったお金を2院目の開業資金に回してください。

これによってリスクを回避できます。もともと、余剰金で開業するのですから、万が一うまくいかなくても、自分自身の生活を脅かすようなことはなくなるでしょう。

裏を返せば、そんな余剰金がないということでしたら、まだ分院展開は思いとどまるべきだということです。

●分院成功法則② 分院の設備

よくある失敗が、本院とまったく違う機械を購入したり、色合いの異なるベッドやカーテンにしたりするパターンです。これでは、本院と分院で使い回しがきかなくなります。設備面は必ず本院と同じにするか、もしくは使い回しを前提に購入しましょう。

なかでも一番多く見られる失敗例は、ベッドです。ベッドのサイズ、高さ、色、形状は本院に合わせないと、将来的に増床したり減床したりする際に困ることになります。
また本院で余っているものがあれば、積極的に使い回ししましょう。

このように、分院を出店する際には最少の経費で、かつ無借金ではじめることが理想です。壮大な事業計画を掲げ、融資を受けて大きな投資を行うことには、私は反対です。

3店舗目、4店舗目ともっと事業を大きくする場合は別ですが、2店舗目の分院では絶対に無理をしてはいけません。

「無理してやるな、赤字でなければそれでよし」

そのくらいのゆとりをもった2店舗目の開業をお勧めします。

3 分院の開業場所はどこにする？

分院の開業場所はどこにしたらよいでしょうか？

私の考える分院の場所は、本院と少しだけ商圏がかぶるくらいです。それくらいがちょうどいいと考えています。

あなたは分院展開できるくらい繁盛治療家なのですから、地域の評判もよいことでしょう。ならば、その地域の口コミを大いに利用できる場所に分院を展開しましょう。ですが、本院に近すぎては患者をシェアするだけになってしまいます。

ちょうどよい距離を測るためには、まずは本院の商圏を調べてみましょう。

地図に患者データを反映させます。そして、どの地域から患者が来院しているのかを分析します。地域差はありますが、現在の治療院のメイン商圏は半径1キロと考えてください。ですから、その少し外側を狙って分院を展開したらいいと思います。

こうした分院の置き方には、以下のようなメリットがあります。

①1院目の繁盛院の評判を利用する

せっかく1院目を繁盛治療院にすることができたのですから、その口コミを活かさない手はありません。

あなたの本院の噂は聞いているけど、「ちょっと遠くて通いにくい」「ちょっと橋を渡るのが面倒くさい」「ちょっと信号を渡るのが面倒くさい」という、患者の「ちょっと」を解決する場所がどこなのかを考えて開業しましょう。

地域住民A「あそこの治療院、流行っているから近所に分院ができるらしいわよ」

地域住民B「あら、そうなの！　行ってみたかったけど少し遠くてね。でも、近くだったら通えるわ！」

地域住民C「母が分院のそばに住んでいるから教えてあげよう」

もしもあなたの1院目が東京都で、分院が大阪府だったら、このような口コミは生まれません。

人はいいサービスやいい商品を知ったら、人に言いたくなるものです。しかし、どんなにあなたの治療院が気に入っていても、通院不可能な場所にあったら誰も紹介してくれません。

一般的な治療院の商圏は半径1キロですが、その地域住民の生活圏が5キロにわたっているのであれば、その場所に分院をつくれば口コミをしてもらえるはずです。

地域住民の生活圏を調べる最も安くて効果的な方法は、大手スーパーの折り込み広告を見ることです。生活必需品をどこまで買いに行っているのかを知ることで、地域住民の生活活動範囲を知ることができます。その生活活動範囲にはたいてい知り合いが存在するはずなので、口コミ効果が期待できます。

1院だけの治療院では商圏は半径1キロのままですが、分院を効果的な場所に開業することで、あなたの治療院の商圏は大きく広がります。

②人・モノの移動に便利かどうか

分院を運営していくと、さまざまなことが起きます。

たとえば、従業員がインフルエンザや身内の不幸で急に休まなくてはならなくなったり、あるいは急にたくさんのテーピング材料が必要になったり、実に多くの事案が発生します。

そんなときは、分院展開のメリットで、お互いに助け合うことができます。ところが、分院の場所次第ではそれができなくなってしまいます。

物販の在庫なども、2院で共有すれば不良在庫を増やさなくてすみます。

③小学校の学区を分ける

本院と分院とでは、できれば小学校の学区が違う場所を選びましょう。これは子どもの患者を集患するためだけではなく、その保護者のコミュニティーが子どもを介したなかにあるからです。

保護者は、PTAや子ども会など地域の行事を通して同じ学区内で情報交換をします。

本院と分院が同じ学区ですと、情報の広がりが限定的になり、もったいないのです。また、子どもは大人よりも集団意識が強く、1人の子が通院しはじめると、みんなで通院するようになります。少年野球や少年サッカーのチームも、小学校の学区で分かれていることが多いですが、本院と分院に同じチームが通院しているようではもったいないと思います。

④自治体を考える

①②③を踏まえて、さらに可能であれば、開業場所の自治体が違うほうが有利です。つまり、本院が○○市、分院が△△市といったことです。

自治体が違うと、国家資格者の治療院で健康保険を扱う場合や保健所の管轄が違ってきます。そうすると、宣伝広告時のSEO対策がやりやすかったり、市報やイベントを通して告知のチャンスが増えることになります。自治体によっては、コミュニティーの中にある事業者にさまざまなサービスを行っていますが、それらも2倍になるわけです。

以上のことから総合すると、分院の理想的な場所としては、鉄道の隣駅くらいを考えてはいかがでしょうか。商圏的にも違いますし、一駅の違いなので従業員の移動もモノの移動も簡単です。小学校の学区も違いますし、うまくいけば自治体も変わるでしょう。

このように、分院展開時にはそのメリットを享受できる場所で開業しないと、単純に店舗が増えただけで終わってしまいます。分院展開のメリットを大いに活かせる場所で開院することをお勧めします。

4 分院の人・モノ・お金を管理する

分院ができたら、基本的にそこの院長に運営を任せますが、あなたがしっかり管理しなくてはいけません。この項では、何をどのように、どのような考えで管理するのかを考えてみましょう。

管理するものは、大きく分けて、人・モノ・お金の3つです。これらの管理ポイントをしっかり押さえてください。

この3つの項目には、いずれも2つの異なった軸がありますので、気を付けてください。

①人を管理する

人の管理では、「従業員」と「患者」という軸があります。

●従業員の管理

従業員の管理には、勤怠管理や給与、人事考課、社会保障、モチベーションの管理などさまざまありますが、このなかでモチベーション以外のことはほとんどがアウトソーシングできます。

逆に言えば、従業員のモチベーションを上げることができるのは、あなたしかいません。ですから、ここでいう「従業員の管理」とは、主に従業員のモチベーション管理のことです。従業員のモチベーション管理はアウトソーシングするのがむずかしく、この部分はあなたの経営者としての資質、リーダーとしての資質が問われることになります。

一方、従業員のモチベーション管理以外のことでは、あなたの労力を割いてはいけません。リーダー論や経営者論は別の書籍に譲りますが、私からのアドバイスとしては、従業員の労務管理にはコストをかけ、アウトソーシングすることです。これが繁盛治療院の分院経営に最も効率的なことです。

あなたは従業員のモチベーションの管理だけに注力しましょう。

●患者の管理

治療家の先生が「患者の管理」と聞くと、詳しい施術録のことだと思いがちですが、ここでの「患者の管理」はそういうことではありません。

主に患者の通院データや属性データについての管理です。「マネジメント」といわれる部分であると認識してください。これらのデータ管理がしっかりしているだけで、日々の売り上げが大きく変わってくるのです。

本院の1院だけで経営しているときは、ある程度は感覚で経営できたかもしれませんが、分院長に運営を任せた場合、同じように感覚だけでは経営できません。いままで感覚に頼っていたことを、しっかりと数字化した根拠をもとにマネジメントできるようになりましょう。

では、どのような数字を追いかけて経営したらいいのでしょうか。

本院で成功しているわけですから、本院を基準に次の数字を追いかけて分院の経営にあたってください。また、分院の数字を洗い直すことによって、本院の経営にもよい影響を与えることができます。

・患者1回平均単価

・月平均通院日数

・患者継続率
・患者離脱率
最低、これくらいの数字を追いかけてください。

まずは本院のデータを参考に、分院の収益計画を立てましょう。

②モノを管理する

モノの管理には、主に「商品」と治療院の「設備」という2つの軸があります。

●商品の管理

分院の運営はすべて分院の院長に任せますが、在庫数や発注数はしっかり把握しなくてはいけません。単価の大きな商品は管理がしやすいですが、単価の小さい材料関係の在庫確認などもしっかり管理しましょう。

在庫管理といっても、治療院の場合そんなに多くの商品があるわけではありませんので、月に1回、現物と伝票が合っているかどうかを確認すればOKです。

「ちりも積もれば山となる」です。

●設備を管理する

治療機械をはじめ、ベッドやカーテン、枕に至るまで、特に患者に直接触れるものに関しては注意が必要です。

たとえば、本院はいつもきれいな枕なのに、分院の枕はボロボロだったり、タオルがだいぶ古くなっていたりすることです。購入の判断を分院の現場に任せすぎてしまって、管理ができていないケースをよく見かけます。

設備の購入や修理にはお金がかかるので、オーナーであるあなたの判断が必要になります。あまり分院をほったらかしにしていると、この判断が遅れてしまうことになります。実際に自分の目で見て、判断しなくてはならないものもたくさんあります。

店舗巡回のときには、どの設備のどの部分を見て判断するのかをあらかじめ決めておけば、判断が遅れることはなくなります。

③お金を管理する

お金の管理には、「売り上げ（収入）」と「支出（経費）」の2つの軸があります。

どれだけ売れて、どれだけ経費がかかったのかをしっかり把握しましょう。また、一番起きてはいけないことですが、お金の管理をしっかりしていないと、従業員の不正を招くことになります。

●売り上げを管理する

何人の患者が来て、いくら払ったのかをしっかり管理しましょう。

現金の出入りは特に注意が必要です。台帳と金額があっているかどうかを毎日確認しましょう。また、治療院にいつまでも現金を置いておくことは避ける必要があります。

分院専用の口座をつくり、印鑑とキャッシュカードを回収して、口座への入金だけが可能な状態にしましょう。

また、いまではネットバンキングが大変便利になっていますので、ぜひ利用しましょう。

また、インターネット経由で防犯カメラを利用し、受付周りの映像を残すのも一つの手段です。

●支出を管理する

支出には、毎月の運営費のほかに、日々の急な現金の支出もあります。そうした支出をどのように管理するのかをしっかり決めておかないと、ロスや不正につながる恐れがあります。

まず、月々の経費である電気代や水道料金などは現金ではなく、クレジットカード決済にし、現金の動きをできるだけ少なくしましょう。いまでは、文房具や雑貨なども通販でクレジット決済が可能です。可能な限り、クレジット決済を利用しましょう。ただ、治療院にある程度経費として使える現金がないと困ります。

また、経費を使う際には「いくらまでは決済なしで使えて、いくらからはオーナーの許可が必要」というルールをつくり、そのルールを徹底することが必要です。

お金の管理で不正などが発生するのは、仕組みがしっかりできていないことが原因です。不正を行う人間がもちろん悪いのですが、不正が起こるような環境になっていることもまた同じように悪いのです。

5 すべての責任は経営者にある

ここまで読み進めていただいたみなさんは、無事に治療院を開業させ、地域の期待に応える繁盛治療院に成長させ、ご自身の技術を販売・シェアし、分院を展開して、より多くの患者に喜ばれていることでしょう。

分院ができていてもそうでなくても、従業員を雇用すれば、そこにはさまざまな責任が発生します。最低限法律で定められた保障はもちろんですが、それ以上にあなたが経営する治療院で働きたいとか、働きがいを感じてもらえるようにしなければなりません。そのためには、経営者としての腕を上げていく必要があります。

つまり、この本の冒頭で書いた治療家として必要な「覚悟」を、今度は経営者としての「覚悟」に変えていかなくてはなりません。

では経営者としてどのような「覚悟」をもち、従業員に対してどのような経営者であることが望ましいのか。これについて最後に書きたいと思います。

①従業員は弟子ではない

治療家の世界には、まだまだ師弟制度のようなものが存在しています。そういったものをすべて否定するつもりはまったくありませんが、これから治療院経営者になるあなたは決して勘違いしてはいけません。

つまり、「教えてやっている」「雇ってやっている」という考え方ではいけません。逆に

「働いていただいている」と考えてください。

あなたの代わりに分院を運営し、あなたの代わりに売り上げを上げてくれる人たちですから、「教えてやっている」のではなく、「仕事を覚えていただいている」と考えましょう。

「教えてやっても全然覚えが悪い」と文句を言ったり、従業員のことを乱暴に呼び捨てしたり、自分が採用した従業員なのに悪く言ったり、そんなみっともない経営者にならないようにしましょう。

雇ったのもあなたなら、教育したのもあなたです。つまり、従業員が期待した成果を上げられないのは、経営者であるあなたの責任なのです。

②従業員の未来に責任をもつ

治療家の世界は技術職ですから、自分自身で経営できるようになったら独立できます。せっかく教育しても、いつかあなたの元を去ってしまうかもしれません。

では、どうしたら辞めないかを考えるのではなく、辞めなくてもいい会社づくりをしてください。その本人が辞めなくても収入が増え、夢があり、安定した給与をもらい、独立よりもリスクが少なく素晴らしい治療家人生を送れる会社にすればいいのです。

ただ、「独立することありき」で、独立の仕組みを提供し、のれん分け制度のようなものを確立してもいいかと思います。

従業員一人ひとりには、それぞれのさまざまな人生があります。そうした人生の未来に対しても責任をもたなくてはいけません。何年も何十年も飼い殺しにするような経営をしてはいけません。

③あなたにしかできないこと

あなたの治療院の経営者は、あなた1人です。実際に患者の治療もしている治療家経営者も多くいるでしょうが、治療以外の経営の仕事はあなたしかできません。

治療以外の最も大切なことは、未来の計画です。これはあなた以外にできません。治療院の進むべき道や経営の道しるべを、従業員に見せていかなくてはなりません。

ただ、責任を取ることは、経営者であるあなたにしかできません。何らかのトラブルがあったとき、最終的に責任を取れるのはあなただけなのです。

あなたにしかできない判断や行動を従業員に見せていくことで、経営者として従業員から信頼される存在になるのです。

経営者としての「覚悟」とは、「すべて自分の責任である」という「自責」の視点ですべてのことを考えられるかどうかなのです。
あなたは繁盛治療家になり、分院をもつことができました。そして、これからさらに多店舗の繁盛治療院経営者になるのです。治療家としての「覚悟」と経営者としての「覚悟」をしっかりもちましょう。

◆コラム⑥◆　繁盛治療家は友人が少ないが、知り合いは多い

多店舗展開するくらいの繁盛治療家になりますと、多くの人間との関わりをもつようになります。それは患者だけではなく、各治療院のある地域の方や業者の方もいます。そして何よりも、自分の治療院の従業員も増えてくることでしょう。あなたは地域だけではなく、同業の注目も浴びるかもしれません。前項で書きましたが、これは信頼を積み重ねた結果、勝ち取ったものです。

しかし勘違いしてはいけません。仕事で勝ち取った人間関係は、仕事がダメになれば離れていくものです。友達とは違うのです。

私の知っている繁盛治療家の特徴は、みなさん魅力的で多くの人に囲まれて仕事をしています。ですが、繁盛治療家が口々に言うのは、「私は友人が少ないからねぇ」というものです。

なぜでしょう？　答えは簡単。繁盛治療家はみな仕事人間だからです。まじめに治療家という仕事をすればするほど、付き合いは徐々に少なくなってきます。

ましてや治療家という仕事上、友人として付き合おうと思った人からも、「いやぁ腰が痛くってさぁ。今度治療してくれない？」というパターンがよくあります。きっと相手は友人と思ってお願いしてきたのでしょうが、繁盛治療家はこの時点で友人としての付き合いをしなくなります。

貧乏治療家は、このとき「いいよ」と言って治療費をもらうか否かで悩みます。ですが、繁盛治療家はこの時点で相手を友人としては見なくなりますので、きっちり治療費を頂戴します。相手によっては「えっ、俺から金取るの？」みたいな顔をする人もいます。しかし「友人ではなく患者」、そして「友人ではなく知り合い」というカテゴリーに分類されます。

このメリハリがあいまいな人は、繁盛治療家になれないか、いまは繁盛していてもいずれ転落治療家になるでしょう。

そもそも、あなたの本当の友人なら、最初から無料で治療を受けようなんて思いませんよね。ですから、私がよく経験する懇親会などでの少しいら立つ会話は、「ちょっと治療してみてよ」の言葉です。

そこで「僕はプロなので、このような治療はしません」なんて言ったら、たちまち人間関係はおしまいです。知り合いでいる可能性すらなくなり、さらに「ちょっと繁盛しているからって調子に乗っている」ともとられかねません。ですから、笑顔で治療のまねごとだけはします。

このとき、私はいつもこのように考えるのです。

「あぁ。この人にとって私がやっている治療の仕事は、この程度の安い仕事に思われているのだろうなぁ。もっと努力して有名治療家にならなければなぁ」

これを繰り返していくと、繁盛治療家はどんどん孤独になっていきます。ですが、事業が大きくなればなるほど、知り合いの数は増えていくのです。

知り合いが増えることは、決して悪いことだと私は思っていません。もしかしたら、あなたが窮地に立たされたときに助けてくれる一生の友人になることもあるかもしれません。私も何度もそのような経験をしてきました。多くの知り合いに助けていただき、いまでは友人になった方もたくさんいます。

また、従業員との距離感についても同じです。

どんなに長く一緒に働いている従業員も、決して友人ではありません。給料を払う側ともらう側という立場は変えられないのです。ですから私は、従業員の前で決して油断をしません。ですが、退職後に同じ経営者として友人になれた仲間も大勢います。

大切なことはメリハリなのです。そして治療も経営も、そしてプライベートでのお付き合いのなかでも大切にしなくてはならないのが、「利他の精神」です。

簡単に言えば、「自己の利益を顧みず他者のために行動を起こすこと」です。

このように行動できれば、きっとあなたの豊かな人間関係はいつか大きな財産になることでしょう。友人は少なくてもかまいませんから、多くの知り合いをもちましょう。

「繁盛治療家は友人が少ないが、知り合いは多い」

でも「繁盛治療家を長年継続すれば、友人も増える」

第6章まとめ

あなたの会社が日本を救う

分院展開を実行した時点で、おそらくあなたは法人化し、会社の代表になることでしょう。治療家として患者に対する責任と、法人代表として社会に対する責任の両方を背負うことになります。

株式会社なのか合同会社なのか形はさまざまですが、法人代表になったら日本の社会のために何ができるのかを考えましょう。

繁盛治療家のあなたがつくった会社が、将来の日本を救うかもしれません。

「治療家あるある――おもしろ話」

私が出会ったスーパーお坊ちゃま治療家

私が彼と出会ったのは10年ほど前のことでした。

地元の名士の息子さんで、治療家として私の経営する治療院を任せることになったときのエピソードです。

私　「個人名義の銀行口座が必要なのだけど、昼休みにつくってきてくれる？」

治療家　「はい？　銀行って家に来るものですよね？」

私　「ん？　そっか。君の家は銀行がいつも来るのね」

まだあります。

私　「通勤はスーツでお願いしますね」

治療家　「はい、先生の会社はスーツでの出勤だと知っていたのでちゃんと呼んであります」

私　「呼ぶ？　何を？」

治療家「デパートですよ。スーツと時計と鞄を持って来るようにお願いしています」

私「マジか！」

患者との価値観を合わせるのも治療家の大切な要素ですので、大変心配しましたが、この先生はいまでは超繁盛治療家として独立しています。

あとがき

みなさん、最後までお読みいただきありがとうございました。

治療家の人生は、一生勉強です。

しかも勉強の種類は多岐にわたります。新しい治療方法はもちろん、運営方法や経営についてもです。

この本では、繁盛治療院経営者になるための、主に運営の考え方と経営の考え方の基礎となる部分を書いてきました。

みなさんにとって一番勉強しなくてはいけないのは、患者をいち早く治癒させるテクニックかもしれません。しかし、この激戦治療院業界を勝ち抜くには、確固たる治療家理念をもち、運営テクニックと経営力を磨くことが必要です。それなしには生き残っていけません。

「技術さえあれば患者は自然と集まる時代」はとっくに終わっているのです。

この本では、治療院業界は大変厳しいと書いてはいますが、私はこんなに素晴らしくやりがいのある仕事はないと思っています。

「先生、ありがとうございます」

「先生のおかげです」

「先生、助かりました」

「大人になったら先生みたいになる」

こんなふうに言われ、さらに報酬までいただけるのが治療家の仕事です。

ほとんどが報酬をもらったほうが「ありがとうございました」と言うものですが、治療家の場合は逆です。代金を支払った患者が「ありがとう」と言って帰るのです。こんな幸せな仕事はなかなかありません。

だから私はいつもこのように思います。

「こちらこそ私を信用して体を任せてくれてありがとう」

この思いを言葉に乗せて「お大事にどうぞ!!」と大きな声で患者を見送ります。

私のこのような考えに賛同してくださる治療家を、たくさん世に送り出したいのです。それが私の知らない誰かを助けることにつながるからです。

私自身に興味をもたれた方がもしいらっしゃれば、ご遠慮なく連絡をください。フェイスブックは実名で登録しています。

これから開業をお考えの方、すでに開業されている方へのコンサルタント依頼や、私の運営する「むさし整体療術学院」への入学相談、また、弊社接骨院グループに対する就職相談なども、随時受け付けております（連絡先は株式会社ヒューマンアジャストホームページよりご確認ください）。

最後になりますが、この本の出版は、出版プロデューサー・ネクストサービス株式会社代表取締役の松尾昭仁様、ならびに出版スクール同期生、諸先輩方の助言なしには実現不可能でした。この場をお借りして、私の治療家人生に関わってくださったみなさん、出版に関わってくださったみなさんに心より御礼申し上げます。

では、この本があなたの治療家人生のお力になれることを祈りつつ筆をおかせていただきます。

根岸　靖

２０１６年12月

●著者プロフィール

根岸　靖（ねぎし・やすし）

柔道整復師
接骨院運営
むさし整体療術学院学長
治療院新規開業＆分院展開コンサルタント
株式会社ヒューマンアジャスト代表取締役
株式会社セカンドジョブ代表取締役

1975 年生まれ。
28 歳で脱サラ。
柔道整復師の国家資格を取得後、31 歳で接骨院を開業。その後、1年に1店舗ずつ店舗を増やし、現在は 9 店舗の接骨院を経営。

また、後進の指導のために 39 歳で整体師養成学校「むさし整体療術学院」を開校。

サラリーマン時代に学んだ、技術職の人材を営業マンに変える独自のノウハウにより増収増益を続け、経営 10 年でサラリーマン時代の年収 10 倍を達成。

繁盛治療家育成のための各種セミナー開催やコンサルティングも精力的に行っている。

株式会社ヒューマンアジャスト
株式会社セカンドジョブ
埼玉県狭山市祇園 24-21 甲田ビルＣ棟２Ｆ
Ｅ－ＭＡＩＬ　y.negisi@sinsayama.com
ホームページ　http://www.sinsayama.com/
ホームページ　http://musashi-seitai.com/

企画協力　ネクストサービス株式会社　代表取締役　松尾 昭仁
組　版　GALLAP
装　幀　有限会社エム・サンロード

貧乏治療院と繁盛治療院

開業から分院展開までの成功の道すじ

2017年2月5日　第1刷発行

著　者　根岸　靖
発行者　山中　洋二
発　行　合同フォレスト株式会社
郵便番号 101-0051
東京都千代田区神田神保町 1-44
電話 03（3291）5200　FAX 03（3294）3509
振替 00180-9-65422
ホームページ http://www.godo-shuppan.co.jp/forest
発　売　合同出版株式会社
郵便番号 101-0051
東京都千代田区神田神保町 1-44
電話 03（3294）3506　FAX 03（3294）3509
印刷・製本　株式会社シナノ

■刊行図書リストを無料進呈いたします。
■落丁・乱丁の際はお取り換えいたします。

ISBN 978-4-7726-6081-5　NDC335　188×130